国家卫生和计划生育委员会医政医管局全国放射性粒子治疗技术培训指定教材

肿瘤放射性粒子治疗规范

编辑委员会
王俊杰　张福君　张建国　胡效坤　郭金和
王　娟　盖宝东　柴树德　李玉亮　张　杰
主　　审　申文江　滕皋军
主　　编　王俊杰　张福君
副 主 编　张建国　胡效坤

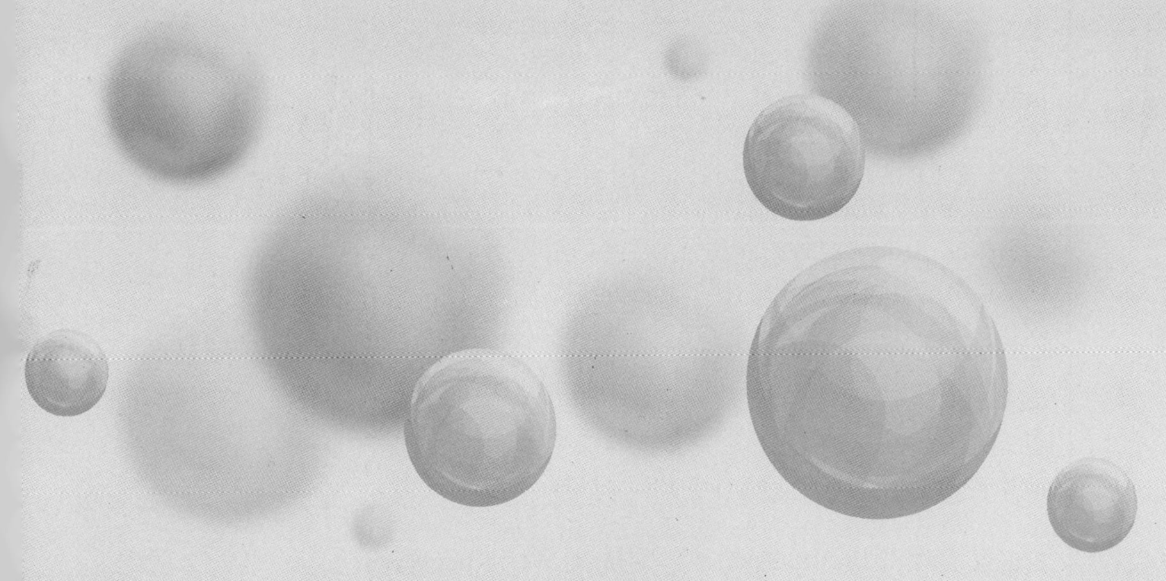

人民卫生出版社

图书在版编目（CIP）数据

肿瘤放射性粒子治疗规范 / 王俊杰，张福君主编．—北京：人民卫生出版社，2016
ISBN 978-7-117-22428-4

Ⅰ．①肿…　Ⅱ．①王…②张…　Ⅲ．①肿瘤－放射治疗学－规范　Ⅳ．①R730.55-65

中国版本图书馆 CIP 数据核字（2016）第 075038 号

肿瘤放射性粒子治疗规范

主　　编：王俊杰　张福君
出版发行：人民卫生出版社（中继线 010-59780011）
地　　址：北京市朝阳区潘家园南里 19 号
邮　　编：100021
E - mail：pmph @ pmph.com
购书热线：010-59787592　010-59787584　010-65264830
印　　刷：三河市宏达印刷有限公司（胜利）
经　　销：新华书店
开　　本：787×1092　1/16　　印张：12
字　　数：270 千字
版　　次：2016 年 5 月第 1 版　2017 年 4 月第 1 版第 3 次印刷
标准书号：ISBN 978-7-117-22428-4/R・22429
定　　价：43.00 元
打击盗版举报电话：010-59787491　E-mail：WQ @ pmph.com
（凡属印装质量问题请与本社市场营销中心联系退换）

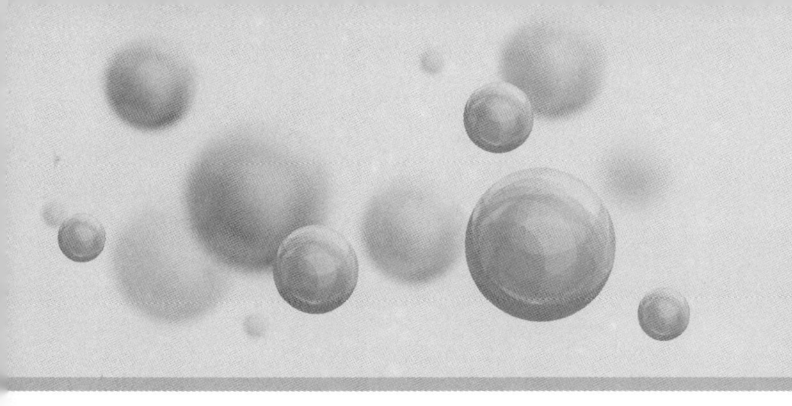

编　者

（按编写顺序排序）

王俊杰　北京大学第三医院
张宏涛　河北省人民医院
王　娟　河北省人民医院
胡效坤　青岛大学附属医院
刘士锋　青岛大学附属医院
冉维强　北京大学第三医院
葛辉玉　北京大学第三医院
李成利　山东省医学影像研究所
柳炳吉　青岛市中心医院
戴锦朝　青岛市中心医院
张　杰　北京大学口腔医院
张建国　北京大学口腔医院
戴皓洁　北京同仁医院
朱丽红　北京大学第三医院
柴树德　天津医科大学第二医院
郑广钧　天津医科大学第二医院
霍　彬　天津医科大学第二医院
张福君　中山大学附属肿瘤医院
李玉亮　山东大学第二医院
郭金和　东南大学附属中大医院
李子祥　青岛大学附属医院
盖保东　吉林大学中日联谊医院
黄学全　重庆西南医院
何　闯　重庆西南医院
姜玉良　北京大学第三医院
白　静　内蒙古包头市肿瘤医院
柳　晨　北京大学第三医院
林　蕾　北京大学第三医院
廖安燕　北京大学第三医院

序 一

在肿瘤治疗的手段中，放射治疗的地位不断跃升。放射治疗外照射因其图像指引、精准放疗及立体定向放射外科的技术进展，受到医学领域及肿瘤学科的重视，其地位不断提高，在肿瘤的治疗中逐渐扩大其适应证，减少对正常组织的毒性，提高治愈率，颇受好评。

随着外照射放射治疗的进展，放射治疗中的近距离治疗也在百年历史的基础上，理论与实践得以完善，出现了质的飞跃。近距离治疗包括后装治疗与放射性粒子植入治疗。后者是永久性放射性粒子植入治疗，实际是在图像指引下最精确的、适形度最高的放射治疗，确保肿瘤靶区得到根治肿瘤的高剂量，肿瘤周围的正常组织受到极低的剂量辐射。这种治疗方法完全达到了精准治疗的要求。放射性粒子植入治疗在靶区勾画、治疗计划制定、剂量计算、治疗计划优化、粒子植入的质量验证等方面，均可与外照射的IGTR、IMRT和SBRT媲美。质量及安全性均为上乘。

放射性粒子治疗已在我国临床广泛开展并蓬勃发展，约有15年的历史。北京大学第三医院放疗科王俊杰教授带领他的团队宣传并普及这一技术，带头深入钻研，创新理论，发展实践，使放射性粒子的临床应用不断扩大并逐步规范化，至今，放射性粒子治疗的基础与临床进展在国内迅速普及，适应证不断扩大，取得了令人钦慕的经验与成绩。在国际上，我国颇有影响的放射性粒子植入治疗项目包括前列腺癌粒子植入治疗、早期肺癌、中心型肺癌和肺转移癌的粒子植入治疗、头颈肿瘤外科手术与粒子植入综合治疗、盆腔复发性肿瘤，特别是直肠癌复发的粒子植入挽救治疗、椎旁肿瘤的粒子植入治疗、骨和软组织肿瘤粒子植入治疗等，均在国际上占有一席之地，深受好评。

如今，放射性粒子治疗迅速发展，亟需规范化治疗方案引导。为使放射性粒子植入治疗在临床应用中健康发展，使放射性粒子在普及推广中获得好评。王俊杰教授组织多位粒子植入治疗方面的专家，几经酝酿讨论，最后编纂完成本书，希望各位读者批评指正。只有进行规范化治疗，才能保证治疗方案正确实施，使医、护、患从中获益。

放射性粒子治疗的发展前途广阔，需要各位同仁、专家的参与和指教。

真诚希望本书能帮助各位医务工作者的粒子植入治疗工作达到“规范”标准。

申文江

2015年8月

序 二

放射性粒子植入治疗肿瘤技术进入我国已经有15年历史。放射性粒子组织间近距离放疗具有微创、局部剂量高、副反应低的优势，在临床实践中深受医患双方所认可。2001年，北京大学第三医院王俊杰教授引进该技术，并完成我国第一例前列腺癌粒子植入治疗。此后，我国学者不断努力将该技术与CT、MRI技术结合，在头颈部癌、肺癌、胰腺癌、脊柱转移癌、软组织肿瘤和盆腔复发肿瘤等领域广泛应用，建立了各系统肿瘤技术流程与标准，大大提高了该技术的治疗精度，进而提高了疗效。中山大学附属肿瘤医院张福君教授于2009年主持编写了首部国家卫生部《放射性粒子植入治疗技术管理规范》，为放射性粒子治疗技术科学化和规范化做出贡献，促进了放射性粒子治疗的健康发展。东南大学附属中大医院滕皋军、郭金及其团队创造性地将放射性碘-125粒子与支架技术结合，且成功地应用于食管癌、胆管恶性肿瘤、肝癌门静脉癌栓、气道狭窄等的治疗，其成果发表在《柳叶刀肿瘤学》上，并被列入国际指南。

国家卫生行政管理机构也非常重视放射性粒子治疗规范，并将其有序地在我国推广应用，且将该技术列为三类医疗项目管理。

中国医师协会于2015年成立了放射性粒子植入治疗技术专家委员会，委员会针对国内粒子治疗行业涉及学科广、技术水平和规范程度参差不齐的特点，着手开展了放射性粒子植入治疗的技术普及、推广和规范化培训工作。令人欣喜的是，由王俊杰教授和张福君教授等牵头组织、国内多数放射性粒子治疗领域的专家参与编写的这部专家共识，是对我国放射粒子技术在各系统肿瘤应用大数据的基础上进行的认真梳理，并将其提炼精华、总结教训，凝练成目前这部“稀缺”的重要教材。

这部教材必将为今后我国粒子治疗事业的健康发展起到积极推动作用。同时，通过国内同道的精诚合作和更多的多中心研究，可以获得更多的循证医学证据，使这项具有中国特色的粒子治疗技术造福广大的肿瘤患者。

滕皋军

东南大学附属中大医院主任医师/教授

中国医师协会放射性粒子植入治疗技术专家委员会主任委员

2016年1月

前　言

放射性粒子组织间近距离治疗肿瘤已有100余年的历史，由于早期放射性粒子治疗肿瘤使用的是高能核素，如钴-60、镭-226等，这些核素释放γ射线，防护颇为困难。同时，由于缺乏治疗计划系统和相关定位引导设施，治疗精度、疗效也大打折扣。近20年来，由于新型、低能核素，如碘-125、钯-103相继研制成功，计算机三维治疗计划系统出现和超声、CT引导定位系统的发展使放射性粒子治疗肿瘤的技术获得了新的活力。放射性粒子治疗肿瘤具有精度高、创伤小和疗效肯定等优势，临床应用显示了广阔的前景。在美国，早期前列腺癌的放射性粒子治疗已成为标准治疗手段之一，而胰腺癌粒子植入治疗可以与经典根治手术相媲美。另外，在头颈部、肺、脊柱和盆腔复发肿瘤的治疗中，放射性粒子植入治疗也显示了其独特的优势。

2001年11月，北京大学第三医院成功完成了国内首例经会阴超声引导放射性粒子近距离治疗前列腺癌，并首次召开放射性粒子近距离治疗肿瘤国际学术研讨会。其后，相继完成了超声引导放射性粒子治疗头颈部转移癌、舌癌、局部晚期胰腺癌，以及经皮超声引导放射性粒子治疗肝癌等临床实践。2002年，CT技术被引入放射性粒子治疗领域，其中CT引导放射性粒子治疗肺癌、骨转移癌和复发直肠癌等研究结果已被纳入美国NCCN指南。北京大学口腔医院张建国教授率先完成3D打印模板技术、儿童软组织肿瘤治疗和腮腺癌单纯放射性粒子治疗研究，取得了世界领先的研究成功。东南大学附属中大医院滕皋军、郭金和教授的食管癌放射性碘-125粒子支架研究发表在世界顶级期刊《柳叶刀》上，彰显了中国学者的聪明才智。

本书在《放射性粒子近距离治疗肿瘤》的基础上，列举了我国各医疗单位粒子治疗肿瘤方面的经验，详细论述了各系统粒子治疗的技术要点，同时也借鉴了大量国外粒子治疗方面的成功经验和其他医院的体会，旨在方便相关医疗机构和基层医院开展工作，希望对我国开展粒子治疗工作有更大的帮助。但是，由于目前我们缺乏循证医学证据，工作时间较短，粒子治疗的远期疗效尚需进一步证实，亟需大样本、多中心的随机研究。

计算机三维治疗计划系统的出现、超声或CT引导定位系统的保证使放射性粒子治疗肿瘤赋予了新的内涵，显示了强大的生命力。但是，作为一种新的技术，放射性粒子治疗仍有需要完善和发展的空间，如前列腺癌的术中治疗计划已经相当成熟，而其他部位肿瘤如何完成术中图像采集、图像传送、实时计划，如何简便快捷完成质量验证等，尚有大量工作要做。

衷心希望国内专家、同道继续加强团结，努力协作进取，不断完善放射性粒子治疗肿瘤这一微创放疗技术，造福肿瘤患者，提升我国肿瘤综合治疗水平。

在本书编写过程中，我国著名放射肿瘤学专家申文江教授、滕皋军教授给予了大力的支持与指导，为推动粒子治疗在我国的开展和普及起到了积极作用。谨以此书献给那些默默奋斗在肿瘤研究和治疗领域的人们。

王俊杰　张福君

2015 年 8 月

目 录

第一章 放射性粒子治疗概论 …… 1

第一节 放射性粒子治疗肿瘤发展历史 …… 1
第二节 放射性粒子治疗物理学 …… 4
第三节 放射性粒子治疗放射生物学 …… 7
第四节 放射性粒子治疗肿瘤术式 …… 9
第五节 我国放射性粒子治疗肿瘤发展历程 …… 9

第二章 放射性粒子植入治疗计划系统 …… 13

第一节 放射性粒子植入治疗计划系统概述 …… 13
第二节 放射性粒子植入治疗计划系统应用流程 …… 16
第三节 放射性粒子植入治疗计划系统应用注意事项 …… 17

第三章 放射性粒子植入治疗影像引导技术规范 …… 22

第一节 CT 引导放射性粒子植入技术操作规范 …… 22
第二节 超声引导放射性粒子植入技术操作规范 …… 25
第三节 磁共振引导放射性粒子植入技术操作规范 …… 31
第四节 SPECT/CT 引导放射性粒子植入技术操作规范 …… 39

第四章 放射性粒子植入治疗颅内肿瘤 …… 43

第一节 概述 …… 43
第二节 神经系统肿瘤治疗原则 …… 43
第三节 神经系统肿瘤放射性粒子治疗 …… 44
第四节 颅内肿瘤放射性粒子治疗技术 …… 45
第五节 临床治疗疗效 …… 46
第六节 并发症及处理 …… 47

第五章 放射性粒子植入治疗头颈部肿瘤 …… 50

第一节 放射性粒子治疗舌癌 …… 50

第二节 放射性粒子治疗腮腺癌……54
第三节 放射性粒子治疗头颈部复发癌……57

第六章 放射性粒子植入治疗眼部原发肿瘤……60

第一节 概述……60
第二节 脉络膜黑色素瘤分期……60
第三节 治疗原则……61
第四节 适应证与禁忌证……62
第五节 治疗技术……62
第六节 临床疗效……65

第七章 放射性粒子植入治疗肺癌……67

第一节 概述……67
第二节 肺癌治疗原则……69
第三节 肺癌放射性粒子治疗适应证和禁忌证……70
第四节 肺癌放射性粒子植入技术……70
第五节 临床治疗疗效……73
第六节 并发症……73

第八章 放射性粒子植入治疗肺转移癌和纵隔淋巴结转移癌……76

第一节 概述……76
第二节 肺转移癌和纵隔淋巴结转移癌治疗原则……77
第三节 肺转移癌和纵隔淋巴结转移癌放射性粒子治疗适应证和禁忌证……78
第四节 肺转移癌和纵隔淋巴结转移癌放射性粒子治疗技术……79
第五节 临床治疗疗效……81
第六节 并发症……81

第九章 放射性粒子植入治疗腔道恶性肿瘤……83

第一节 概述……83
第二节 放射性粒子植入治疗腔道恶性肿瘤治疗原则……84
第三节 放射性粒子植入治疗腔道恶性肿瘤适应证和禁忌证……85
第四节 放射性粒子植入治疗腔道恶性肿瘤技术……85
第五节 临床治疗疗效……87
第六节 并发症……88

第十章 放射性粒子植入治疗肝癌……91

第一节 概述……91

第二节 肝癌治疗原则…………93
第三节 肝癌放射性粒子治疗适应证和禁忌证…………93
第四节 肝癌放射性粒子植入技术…………94
第五节 乏血供肝癌放射性粒子治疗…………95
第六节 肝癌残存及复发病灶放射性粒子治疗…………96
第七节 临床治疗疗效…………96
第八节 并发症…………97

第十一章 放射性粒子植入治疗肝转移癌…………99

第一节 概述…………99
第二节 肝转移癌治疗原则…………100
第三节 肝转移癌放射性粒子治疗适应证及禁忌证…………101
第四节 影像引导下放射性粒子植入治疗肝转移癌…………102
第五节 临床治疗疗效…………103
第六节 放射性粒子植入治疗肝转移癌的并发症及处理…………104

第十二章 放射性粒子植入治疗胰腺癌…………107

第一节 概述…………107
第二节 胰腺癌的分期及治疗原则…………107
第三节 放射性粒子治疗胰腺癌适应证与禁忌证…………110
第四节 粒子治疗剂量…………110
第五节 胰腺癌放射性粒子植入流程…………111
第六节 放射性粒子植入治疗胰腺癌术后并发症…………113
第七节 放射性粒子植入治疗后的辅助治疗及随诊…………113
第八节 临床疗效…………114

第十三章 放射性粒子植入治疗腹膜后淋巴结转移瘤…………116

第一节 概述…………116
第二节 腹膜后淋巴结转移瘤粒子治疗原则…………116
第三节 腹膜后淋巴结转移瘤放射性粒子治疗适应证和禁忌证…………117
第四节 腹膜后淋巴结转移瘤放射性粒子植入治疗技术…………117
第五节 临床治疗疗效…………119
第六节 并发症…………119

第十四章 放射性粒子植入治疗复发性直肠癌…………122

第一节 概述…………122
第二节 直肠癌治疗原则…………123

第三节 局部复发直肠癌放射性粒子治疗适应证和禁忌证…………………………126
第四节 局部复发直肠癌放射性粒子治疗技术…………………………………127
第五节 临床治疗疗效…………………………………………………………127
第六节 并发症…………………………………………………………………128

第十五章 放射性粒子植入治疗子宫颈癌 ……………………………………131

第一节 概述……………………………………………………………………131
第二节 子宫颈癌治疗原则……………………………………………………131
第三节 复发子宫颈癌放射性粒子治疗适应证和禁忌证………………………132
第四节 复发子宫颈癌放射性粒子治疗技术……………………………………132
第五节 临床治疗疗效…………………………………………………………133
第六节 并发症…………………………………………………………………134

第十六章 放射性粒子植入治疗脊柱原发癌 ……………………………………136

第一节 概述……………………………………………………………………136
第二节 脊柱原发肿瘤的治疗原则……………………………………………136
第三节 脊柱原发肿瘤放射性粒子治疗适应证和禁忌证………………………138
第四节 脊柱原发肿瘤放射性粒子治疗技术……………………………………138
第五节 临床治疗疗效…………………………………………………………139
第六节 并发症…………………………………………………………………140

第十七章 放射性粒子植入治疗骨转移瘤 ………………………………………142

第一节 概述……………………………………………………………………142
第二节 骨转移瘤治疗原则……………………………………………………142
第三节 骨转移瘤放射性粒子治疗适应证和禁忌证……………………………143
第四节 骨转移瘤放射性粒子治疗技术………………………………………143
第五节 临床治疗疗效…………………………………………………………144
第六节 并发症…………………………………………………………………146

第十八章 放射性粒子植入治疗软组织肿瘤 ……………………………………148

第一节 概述……………………………………………………………………148
第二节 软组织肿瘤治疗原则…………………………………………………150
第三节 软组织肿瘤放射性粒子治疗适应证和禁忌证…………………………151
第四节 软组织肿瘤放射性粒子治疗技术………………………………………152
第五节 临床治疗疗效…………………………………………………………153
第六节 并发症…………………………………………………………………154

第十九章 美国近距离放射治疗学会推荐放射性粒子近距离治疗前列腺癌标准 …… 156

第一节 概述 …… 156
第二节 临床结果 …… 157
第三节 植入术后剂量评估 …… 164
第四节 讨论 …… 165
第五节 结论 …… 166

附录 1 转换国际标准(SI)单位 …… 168

附录 2 放射性核素衰变计算 …… 170

附录 3 放射肿瘤治疗协作组(RTOG)和欧洲癌症研究治疗中心(EORTC)的放射治疗毒性标准 …… 172

附录 4 放射性粒子治疗相关专业术语 …… 178

第一章

放射性粒子治疗概论

第一节　放射性粒子治疗肿瘤发展历史

一、传统放射性粒子治疗前列腺癌

放射性粒子组织间近距离治疗肿瘤有100余年的历史。1901年Pierre Curie首先提出近距离治疗术语(brachytherapy),定义是将具有包壳的放射性核素埋入组织间进行放射治疗。1914年法国巴黎镭生物学实验室Pasteau和Degrais医生首次报道使用镭管经尿道插入前列腺治疗前列腺癌,开创了组织间近距离治疗肿瘤的先河。1917年美国纪念医院Barringer首次报道使用镭针插植治疗前列腺癌,镭针经会阴入路,手放入直肠引导。早期治疗前列腺癌使用的放射性核素有^{226}Ra、^{222}Rn和^{192}Ir等,这些核素均释放高到中能γ射线,尿道并发症发生率高,防护颇为困难。1952年美国爱瓦大学Flocks和其同事首次行开腹后注射胶体金治疗前列腺癌。1956年高能外放射治疗机出现,降低了人们对放射性粒子治疗的兴趣。1972年Whitmore首次报道通过耻骨后插入^{125}I粒子治疗局部和转移性前列腺癌,奠定了今天近距离治疗的基础。1975年日本研制生产出^{198}Au粒子替代^{222}Rn。^{198}Au粒子源优点:①局部麻醉下易于使用,适于老年或^{226}Ra和^{192}Ir禁忌证的患者;②因解剖结构而使镭和铱强直线源不易达到的肿瘤,如口底癌、颊黏膜癌、软腭癌和咽腭弓癌。同样出于放射防护的考虑,^{198}Au粒子治疗没有得到广泛应用。1982年Grossman首次报道100例前列腺癌^{125}I粒子组织间插植治疗结果,5年总生存率为83%,9年生存率为52%。耻骨后插植由于前列腺暴露欠清晰,而且只有少数病例疗效满意,使得放射性^{125}I粒子治疗再度陷入低谷。

二、近代放射性粒子治疗前列腺癌

20世纪七八十年代,核反应堆生产低能核素,加之计算机三维治疗计划系统出现,使放射性粒子组织间近距离治疗焕发了青春,操作更加简便快速,剂量计算更加精确,防护变得简单易行。放射性粒子组织间近距离治疗在颅内肿瘤、鼻咽癌放射治疗后残留和复发、早期前列腺癌的治疗显示了明确的疗效，其他如头颈部癌、肺癌、乳腺癌、胰腺癌、复发直肠癌和妇科肿瘤等也显示了可喜的疗效。

1983 年 Charyulu 和 Holm 医生发明经会阴模板和经直肠超声引导技术，对前列腺癌近距离治疗起到极大推动作用，形成了目前放射性粒子近距离治疗前列腺癌的基础。经直肠超声引导技术优势包括：①经直肠超声获取图像可以术前计划；②粒子源植入之前可以调整针的位置；③阳痿和尿道并发症发生率低；④方便门诊患者治疗。

1987 年 Blasko 和其同事首次报道了经会阴超声引导 ^{125}I 粒子治疗前列腺癌。由于粒子空间分布根据计算机计划系统决定，加之模板引导，使粒子空间分布较开放手术时代明显提高。1987 年俄国研制开发出了初始剂量率更高（20~24cGy/h）、半衰期 17 天的 ^{103}Pd。^{103}Pd 初始剂量率为 ^{125}I 的 3 倍，8 周可以释放 95% 剂量，较 ^{125}I 具有明显的优势。1993 年美国纪念医院首次提出前列腺癌放射性粒子治疗质量验证概念，并研制开发出计算机软件，使粒子治疗后前列腺靶区和尿道剂量计算更加精确。

三、放射性粒子组织间近距离治疗颅内肿瘤

放射性粒子组织间治疗颅内肿瘤主要与外放射治疗结合，实现局部剂量提升。剂量率为 0.40~0.60Gy/h 的近距离治疗，5~6 天剂量即可达到 50~60Gy。0.05~0.10Gy/h 的低剂量率近距离治疗 90 天剂量可达 100Gy。

1957 年德国 Freiburg 首次报道利用 ^{182}Ta 永久植入治疗脑瘤，1960 年 ^{192}Ir 用于颅内肿瘤治疗，1979 年 ^{125}I 开始用于临床。20 世纪 80 年代早期，立体定向头架研制成功、计算机治疗计划系统出现，确保了粒子植入治疗精度。大量回顾性分析、前瞻性研究和联合治疗结果均提示粒子植入治疗可提高颅内肿瘤局部控制率和延长生存期。

1981—1992 年美国加州大学旧金山分校报道了 159 例胶质母细胞瘤短暂 ^{125}I 粒子插植治疗剂量提升研究，结果中位生存时间为 84 周，1、3 年生存率分别为 85% 和 20%。1987 年 Gutin 首次报道放射性粒子 ^{125}I 粒子治疗复发胶质母细胞瘤，中位生存时间为 54 周。外放射治疗后剂量提升，粒子治疗可达 110Gy，具有潜在提高肿瘤局部控制和延长生存期的优势。

20 世纪 80 年代后期，一种安全、无创技术的立体定向放射外科的出现，使人们对组织间近距离治疗颅内肿瘤热情锐减。

四、放射性粒子治疗头颈部癌

1940 年，Martin 首次利用自行研制的 Blady 施源器将镭囊放置到鼻咽腔治疗鼻咽癌。1948 年，Paterson 报道使用镭制成塞子放入鼻咽腔治疗鼻咽癌。1956 年，Sooy 医生首次描述经鼻切除肿瘤，通过 Foley 导管将 ^{60}Co 源放置到鼻咽部进行照射技术，结果 6 例鼻咽癌复发患者中 3 例得到救治。1960 年，Suit 医生提出镭模放置瘤床照射技术。1965 年，美国纪念医院利用 ^{125}I 粒子治疗头颈部肿瘤，71% 达到完全缓解，18% 达到部分缓解。

1968 年 Hilaris 通过手术切开硬腭植入 ^{198}Au 和 ^{222}Rn 粒子治疗鼻咽癌。这一技术因操

作烦琐和患者需要植入一块填充物而没有得到推广。同年美国纪念医院 Vikram 医生开创经鼻孔粒子植入术式，奠定了目前放射性粒子治疗鼻咽癌的基础。这一技术优势在于：①直视下直接植入粒子到肿瘤靶区；②粒子分布更均匀，剂量分布更精确；③由于粒子植入到黏膜下，较腔内技术具有更高的深度剂量。由于经鼻咽观察进针，因此对黏膜下肿瘤情况无法掌握，缺点：①无法了解进针深度；②无法避开危险器官。鼻咽癌放射性粒子植入治疗主要用于外放疗后残留或复发后肿瘤的治疗，具有微创、安全和副作用小等优势。头颈部癌粒子植入治疗主要用于手术后和放疗复发治疗或外放疗后局部剂量提升。

五、放射性粒子治疗胰腺癌

胰腺癌是恶性程度极高的肿瘤，临床诊断患者中有 15%~20% 可手术切除，5 年生存率为 15%。对于大部分不能手术切除的患者，主要实施胆肠和胃肠吻合术，中位生存时间为 5~6 个月。1925 年 Handley 医生首次术中用镭针插植治疗 7 例胰腺癌患者，1 例生存达 2 年。

1938—1975 年 Peck、Barone 和 Hilaris 相继报道 ^{198}Au、^{192}Ir 和 ^{222}Rn 治疗胰腺癌研究结果，放射性粒子植入治疗对于不可切除胰腺癌具有较好的姑息治疗作用，并能延长患者中位生存时间，并发症发生率低。同年，美国麻省总医院开展了术中 ^{125}I 粒子治疗胰腺癌与根治术比较研究。两种治疗手段结果如表 1-1 所示。

表 1-1　根治术与 ^{125}碘粒子植入加旁路术比较

治疗	平均年龄（岁）	住院时间（天）		并发症（例）			
		平均	中位数	术后死亡	胰瘘	胃出血	总比例
根治术	58	21	18	1	2	1	4/40
^{125}碘 + 旁路术	60	23	14	0	2	3	5/12

1980 年，Shipley 报道胰头、体癌患者旁路术加 ^{125}I 粒子植入加外放疗，12 例患者中位生存时间为 13 个月。1989 年，美国纪念医院发表文章，报道了 98 例进行放射性 ^{125}I 粒子治疗的胰腺癌患者，所有患者均为局部晚期无法手术切除，中位生存时间为 7 个月，其中 T_1N_0 期术后加化疗组中位生存时间为 18 个月。

1. 放射性粒子组织间近距离治疗胰腺癌存在的问题

（1）既往发表的文献均为术中直视下粒子植入，具有较大的盲目性。粒子空间分布欠均匀，无法避开危险器官。

（2）关于放射性粒子治疗胰腺癌，目前尚没有成熟的术中引导、模板定位系统，以及确实可行的术中实时治疗计划系统。胰腺癌由于经常合并胰腺炎、囊肿等，术前影像学靶区与术中所见误差很大，如何术中采集图像、实时计划是实现胰腺癌粒子治疗的最大难题。

（3）胰腺癌粒子治疗的最佳周边剂量、粒子活度等均不清楚，如何与外放疗配合也没有明确的结果。

（4）哪种放射性粒子更适合胰腺癌治疗，^{125}I 还是 ^{103}Pd，尚需要进行临床研究。

（5）胰腺癌粒子植入术后剂量评估困难，何时验证还没有结论。

2. 我们的经验

（1）应利用术中超声引导技术指导粒子针的放置。术中超声引导既可保证靶区的不丢失，也保证避开危险器官。

（2）超声引导粒子种植确保粒子空间分布均匀，剂量分布合理，与肿瘤靶区更吻合，直视下粒子植入分布离散度大，也无法保证与危险器官的位置关系。

（3）由于术前计划与术中所见误差较大，应进行术后剂量验证。术后评估剂量为肿瘤靶区和危险器官实际所接受的剂量，对于评估粒子治疗疗效和判断副反应具有十分重要的意义。

（4）胰腺癌具有浸润性、多灶性生长特点，粒子植入后应补充外放疗，最好采用三维适形或调强外照射技术，放疗后加全身化疗。

（王俊杰）

第二节　放射性粒子治疗物理学

放射性粒子治疗属于近距离放疗范畴，近距离放疗包括组织间插植和腔内治疗两种。组织间植入又根据植入时间分为短暂植入和永久植入两种。短暂植入是指根据治疗计划将放射源植入到肿瘤，经过一定时间达到处方剂量后，将放射源取出。短暂插植使用的放射源主要为初始剂量率高的核素，如 ^{192}Ir、^{60}Co 等。永久植入是指根据计划将放射源粒子植入到肿瘤部位，永远保留在体内，不再取出。永久植入使用的放射源为初始剂量率低的核素，如 ^{125}I 和 ^{103}Pd。

放射性粒子治疗是多学科交叉和延伸的技术，需要外科、放疗、超声、影像介入和核医学科共同合作开展的临床治疗工作。美国近距离治疗协会对于开展放射性粒子近距离治疗工作的医院和医生均有严格的资质认证和上岗考试制度，同时明确各相关学科职责和任务。其他一些国家如日本等也相继出台法规和政策，规范这项工作。目前我国卫生管理部门也正组织专家进行论证和实施中。

前列腺癌短暂放射性粒子治疗与永久植入治疗比较如表 1-2 所示。

表 1-2　前列腺癌短暂和永久植入比较

	短暂低剂量率植入	短暂低剂量率植入	永久植入
核素	^{192}Ir	^{192}Ir	^{125}I，^{103}Pd
术前计划	需要	需要	需要
施源器数量	单个	多个	单个
住院	必须	可选择	不必须
剂量优化	针植入后剂量优化受限	针植入后可调整剂量	粒子植入后不能调整

续表

	短暂低剂量率植入	短暂低剂量率植入	永久植入
工作人员安全	主要考虑	不必考虑	不必考虑
适应证	T2b-T3	T2b-T3	T1c-T3
外放射治疗	必须	必须	早期,预后佳者,不必加

一、放射性粒子

早期临床使用的放射性粒子主要是^{226}Ra、^{222}Rn和^{192}Ir等。这些核素由于释放中到高能γ射线,防护颇为困难,前两种核素已经停止使用,^{192}Ir仍用于短暂插植治疗和后装治疗。目前临床常用的永久性植入粒子主要包括^{125}I和^{103}Pd,大小为4.5mm×0.8mm,包壳为镍钛合金。^{226}Ra、^{192}Ir和^{125}I粒子特性比较如表1-3所示。

表1-3　^{226}Ra、^{192}Ir和^{125}I植入比较

	^{226}Ra	^{192}Ir	^{125}I
植入类型	短暂	短暂	永久
半衰期	1600年	74天	60.2天
平均光子能量	780keV	350keV	28keV
每颗粒子临床平均活度	0.5mg	0.5mg Ra eq	0.5mCi
肿瘤周边剂量	6000cGy/w	6000cGy/w	1200cGy/a
初始剂量率	50mR/h	30mR/h	<1mR/h
半价层(铅)	7cm	1.5cm	0.5cm

1998年10月我国正式启动放射性^{125}I粒子研制开发工作,2000年中国原子能科学研究院成功研制出我国具有独立知识产权的放射性^{125}I粒子,进入临床试用,2001年通过我国食品药品监督管理局批准正式进入临床使用,为我国开展这项工作奠定了坚实的基础。2002年浙江君安公司也生产出放射性^{125}I粒子。2003年我国又成功研制出^{103}Pd粒子,目前已完成临床实验。

二、放射性粒子治疗计划系统与剂量验证系统

1. 放射性粒子治疗计划系统　早期放射性粒子近距离治疗主要是根据巴黎系统布源原则进行。后出现列解图计算方法。20世纪80年代,国外由于计算机技术出现,超声和CT等影像技术进步,图像能够实施直接转送、三维重建。许多医疗单位自己研发软件,如美国加州大学旧金山分校使用自己研发的计划治疗颅内肿瘤。20世纪90年代,美国等国家研

究开发出了治疗前列腺癌的计划系统，并获得美国FDA认证，进入临床使用，确保了放射性粒子治疗的精度和剂量评估。粒子治疗计划系统应具备：①图像处理功能，包括可与超声和CT实现信号传送，图像三维重建；②计算肿瘤最小周边剂量或匹配周边剂量；③提供粒子个数与活度；④提供粒子在肿瘤内空间分布；⑤提供粒子针数量和植入路径；⑥提供剂量-体积直方图和进行剂量验证。前列腺癌的治疗计划必须具备术中实时计划功能，即时指导治疗。2003年我国先后研制出我国自己的放射性粒子治疗计划系统，并进入临床使用。

2. 剂量验证系统　由于粒子植入过程中存在技术误差、体位变化和粒子移位，导致粒子治疗后肿瘤实际结实剂量与术前或术中计划发生变化，因此，粒子治疗后需要明确肿瘤和周围危险器官实际所接受的剂量。剂量验证需要重新扫CT或MRI，计算机软件需要具有识别各层面粒子的功能，既不能多计数粒子，也不能丢失粒子，目前国内外治疗计划系统均有这一功能。

三、放射性粒子治疗肿瘤剂量学

粒子治疗的剂量描述术语为匹配周边剂量（matched peripheral dose，MPD）和最小周边剂量（minimum peripheral dose，mPD）。MPD定义为与靶体积相同体积的椭圆形体积的等表面剂量。mPD定义为靶体积周边绝对最小剂量。

1. 粒子植入术后，要尽快拍摄靶区正、侧位X线片，确认植入的粒子数目。经皮穿刺引导下粒子植入术后可以即刻验证。必须要记录植入术与质量评估间隔的时间。前列腺癌植入后30天内行CT检查（建议层厚5mm）。CT引导下粒子治疗术后即刻实施剂量验证。超声引导局部麻醉下粒子植入可以在24小时内进行CT扫描进行质量验证。

2. 依据CT检查的影像资料，用TPS计算靶区及相邻正常组织的剂量分布，根据评价结果，必要时做补充治疗。

3. 评估参数　处方剂量的靶体积（V）百分比，常用V200、V150、V100，V80和V50等；靶区达到处方剂量的百分数（D），常用D100、D90和D80；靶体积比（TVR），理想的TVR=1。

4. 评估方法　等剂量曲线：最主要的是90%、100%、150%处方剂量线；剂量-体积直方图（DVH）；粒子植入的数量及位置；重要器官的剂量分布。

5. 评估参考指标　靶区剂量D90>匹配周缘剂量（MPD，即PD），提示植入质量很好。平均外周剂量（mean peripheral dose，MPD）应为PD。适形指数（conformation index）PD的靶体积与全部靶体积之比；植入粒子剂量的不均匀度<PD20%；DVH显示相邻结构正常组织的剂量。

6. 根据质量评估结果，必要时补充其他治疗。

四、放射性粒子植入治疗的辅助设备

1. 植入器　美国公司生产的笔式粒子植入枪，配有10个粒子储存仓，每个仓内存有10颗粒子。植入枪的前端连接粒子植入针，后端是撞针，通过撞针的推送将粒子植入体内。枪上配有旋钮，控制进针距离。主要适于术中治疗和前列腺癌的治疗。

我国研制开发的植入器有转盘式和软导管式两种。内装30颗粒子，撞针与植入器分离，通过撞针将转盘内粒子推入瘤体内，适用于除前列腺癌以外的其他系统肿瘤治疗。软导管式植入器适用于各种腔镜引导下粒子植入治疗。

2. 植入针　粒子针直径一般为18G，设计内有针芯，外有套管，针芯略长于套管，确保粒子能够推出。末端根据植入器种类，设计成不同类型，主要是便于连接，治疗时保证不脱落。粒子针套管有的设计有刻度，方便使用，有的没有刻度。针的长度有长针和短针两种，长针适于体内深部肿瘤治疗，短针适于人体浅表肿瘤治疗，临床使用尖端棱形和带刻度粒子针更具优势。

3. 固定穿刺架

（1）颅内肿瘤的固定穿刺架：用于颅内肿瘤立体定向功能的固定架具有三维立体导航功能，确保粒子治疗空间分布均匀。

（2）前列腺癌固定穿刺架：前列腺癌粒子治疗固定架有3种：①万向节固定架：优点是结构设计简单，操作方便，可与任何手术床连接。实用性强。②落地式固定架：优点是移动灵活。缺点是术中容易碰撞，位置容易移动。③联体式固定架：优点是固定性好。缺点是操作烦琐，需要特殊手术床与之匹配。

（3）前列腺癌粒子植入治疗床：专门用于前列腺癌粒子植入治疗床。

4. 超声与探头

（1）双平面探头：前列腺癌治疗时需要借助经直肠超声探头获取前列腺图像，因此，探头要求具有横切、纵切扫描功能，超声内要同时配有模板软件，与治疗计划完全匹配。

（2）术中探头：术中治疗时需要配备具有术中探头的超声，一般直肠探头即可满足临床需要，具有端扫功能。

（3）颅内超声探头：颅内肿瘤治疗时需要配备具有颅内探头的超声。

（4）其他：浅表淋巴结治疗时需要小凸阵探头，最好配戴穿刺架。

5. 其他

（1）粒子仓：用于装载粒子，每个仓内装有10颗粒子。

（2）消毒盒：粒子装载完毕后，需要装入消毒盒内消毒。屏蔽装置，分装粒子时的防护装置。

（3）粒子装载平台、反向镊子及尺子：专门用于装载粒子时使用平台和镊子。

（4）铅衣和眼睛。

（5）粒子探测器：粒子植入后探测是否有粒子丢失。

（王俊杰）

第三节　放射性粒子治疗放射生物学

组织间近距离照射很大程度上取决于能够获得适当物理特性的放射性核素。对于粒子种植治疗来讲，早期使用的镭粒子已经被危险性较小的 ^{198}Au 取代，而 ^{198}Au 又被光子能量更

低的 ^{125}I 粒子取代。^{103}Pa 放射性核素的半衰期与 ^{125}I 近似，但是半衰期更短。这些放射性核素半衰期的最大差别为 2.7~60.2 天，相对于短期植入放射性核素剂量分配来讲，即使是相同的吸收剂量，其生物学效应也不同。临床验证这些参数部分是根据实验，部分是根据时间 - 剂量因子。相对于永久种植的 ^{125}I 粒子，有些问题需要考虑如初始剂量率照射的效应和几个半衰期后的照射剂量的浪费，^{103}Pd 放射性核素的出现就是基于这样的考虑。

最早提出的线性二次模式是根据实验体系来解释细胞的杀伤效应，在过去的几十年间，根据时间 - 剂量效应的评估演化到指导临床放射治疗。但是这一模型延伸到组织间近距离治疗仍需要进行重新探讨。回顾 Dale 的工作，可以发现 T_{eff} 这一概念在评估不同放射性核素的相对效应时是非常有价值的，尤其在 T_{eff} 时计算的存活分数，提供了一个重要的评估潜在放射生物预后的参数。而其影响存活分数的参数如 α、β、μ 等，对于不同的放射性核素这些数值不是十分重要。根据肿瘤倍增时间的不同，Tp 是决定选择永久粒子种植放射性核素的重要因素。除了 ^{198}Au 具有较短的半衰期外，T_{eff} 和在 T_{eff} 时的存活分数对于 Tp 值是非常敏感的。另外，半衰期越长，T_{eff} 和相应的存活分数变异越大，由于以上这些因素，计算的存活分数随 Tp 值增加而下降，^{125}I 的存活分数最低。基于这样的考虑，^{103}Pd 和 ^{125}I 粒子植入的放射生物效应随 Tp 的增加而提高，但是当 Tp 低于一定的阈值后，^{103}Pd 是更有效的，而 ^{125}I 在高 Tp 时也非常有效。其中的最低精确阈值主要取决于最低初始剂量率，而其他参数没有明显的影响。对于标准的处方剂量（^{125}I 是 160Gy 和 ^{103}Pd 是 120Gy）和选择的其他放射生物学参数，计算提示 Tp 的阈值是 10 天。如果前列腺癌 Tp 的阈值是 30 天，那么 ^{125}I 种植的杀伤效应将是最大的。

在给定 T_{eff} 后，总剂量照射中的部分剂量是无效剂量，因为这一部分剂量对目的病灶并没有做出任何贡献，也就是对肿瘤的根除没有贡献。部分无效剂量主要取决于 Tp 和 T_{eff} 值，推测 ^{125}I 的无效剂量为 5%~30%。对于一个中等度增殖动力学的肿瘤（Tp=10 天），无效剂量为 10% 或更少。比较而言，^{103}Pd 粒子种植治疗的无效剂量为 2%~12%。

通过线性二次方程，提供了一种使用不同放射性核素相对放射生物学效应的比较模型，这样可以通过调整种植的处方剂量而产生相同的生物学效应。根据这一模型，在同一处方剂量的条件下，^{198}Au 粒子种植治疗的疗效低于 ^{103}Pd 和 ^{125}I。这一点非常明显，临床 ^{103}Pd 和 ^{125}I 的处方剂量非常高，这样对于在 T_{eff} 时间内不能消灭的肿瘤再增殖可产生明显的优势。如果肿瘤细胞的倍增时间是 10 天，比较 ^{103}Pd 和 ^{125}I，目前给予的处方剂量可产生同样的放射生物学效应。对于生长快速的肿瘤（Tp<5 天），^{103}Pd 可产生较高程度的细胞杀伤效应，而对于生长较缓慢的肿瘤（Tp=15 天）效应也是同样。为了产生同样的效应而进行处方剂量的调整可以根据等式提供的信息。

关于 ^{103}Pd 的 RBE 研究目前还没有报道，^{125}I 的 RBE 值尚不清楚。我们对头颈部癌、肺癌、胰腺癌、大肠癌和前列腺癌细胞系进行研究 RBE 在 1.4 左右。

1989 年 Dale 在前列腺癌种植治疗过程中，比较了 ^{198}Au 和 ^{125}I 的生物学效应剂量，揭示了两者的早期效应是相同的，而 ^{125}I 显示了较高的晚期效应。参数值：Tp=3 天，SLD 的半修复时间为 1.5 小时，α 值为 $0.12Gy^{-1}$，早、晚期反应的 α/β 比分别为 10 和 3。2Gy 单次照射的存活分数为 0.75，提示这是一个非常抗拒的肿瘤。如果 α 值为 $0.3Gy^{-1}$，其他参数不变，那么 160Gy ^{125}I 粒子永久种植的 BED 为 134Gy，晚期效应为 169Gy。如果 BED 为 134Gy，植入 ^{198}Au 的处方剂量需要 110Gy，相对晚期 BED 为 208Gy。因此，对于所需要的放射性核素，由于选择的参数不同，计算公式也不一样。

（王俊杰）

第四节　放射性粒子治疗肿瘤术式

放射性粒子治疗需要借助外科、超声、影像等手段帮助实施，因此，其治疗术式有不同的方式。

放射性粒子治疗术式包括以下几种：

1. 经皮穿刺植入术　适于人体表浅肿瘤治疗。缺点：①无法了解肿瘤边界；②无法了解进针深度；③无法保证粒子空间分布均匀；④无法避开危险器官；⑤无法保证疗效。

2. 术中植入术　术中植入需借助超声引导，适于颅内、腹腔、胸腔和盆腔肿瘤治疗。优点：①肿瘤靶区明确；②粒子空间分布均匀；③可避开肿瘤周围危险器官；④疗效保证。缺点：①设备要求高；②超声显示靶区与实际病理学靶区关系不明确。

3. 模板引导植入术　适于前列腺癌治疗。借助超声引导，配合模板技术，使粒子空间分布与治疗计划完全吻合，是近代放射性粒子治疗的最高境界。超声、图像实时处理、模板和治疗计划同时得到完美体现。

4. 各种腔镜引导下植入术　适于体内较小体积肿瘤（直径 <5cm）治疗、空腔脏器肿瘤或微创手术时的治疗。优点：微创。缺点：①体积较大肿瘤无法保证粒子均匀分布；②空腔脏器治疗时慎用，避免穿孔。

5. 超声引导下穿刺植入术　适于体积较小体积肿瘤的治疗，一般直径≤3cm。缺点：①无法实施术中计划；②邻近骨结构、肺的肿瘤无法获得满意图像。植入过程中，由于出血、进入气体导致图像质量大大降低，因此，超声继续需要与模板结合。

6. CT 引导下植入术　适于头颈部、胸部、直肠癌术后复发和椎体转移癌的治疗。优点：①适于邻近骨结构肿瘤治疗；②粒子针排列均匀；③肿瘤周围危险器官显示清楚。缺点：①灵活性与超声比较差；②治疗时间长。

（王俊杰）

第五节　我国放射性粒子治疗肿瘤发展历程

一、传统放射性粒子组织间近距离治疗肿瘤

1998 年 12 月云南省第二人民医院的谢大业教授、罗开元教授是我国最早开展放射性粒子组织间近距离治疗工作的先驱，当时使用的放射性核素为英国进口 ^{125}I 粒子，采用术中

直视下穿刺治疗乳腺癌、胃癌、软组织肿瘤等作。2000 年上海金山医院金护申教授利用国产治疗计划系统，开始开展术中直视下放射性粒子植入治疗肿瘤，目前已经完成近 100 多例患者治疗。2003 年云南省第二人民医院罗开元教授报道 112 例术中直视下 ^{125}I 粒子治疗结果。

二、现代放射性粒子组织间近距离治疗肿瘤

2001 年 11 月北京大学第三医院举办第一届我国放射性粒子组织间近距离治疗肿瘤学术研讨会，邀请国际著名放射性粒子近距离治疗前列腺癌学家——美国西雅图前列腺研究所 Goden Grado 教授来华讲学，并指导北京大学第三医院完成全国首例经会阴超声引导放射性粒子近距离治疗前列腺癌。2001 年，北京大学第三医院肿瘤中心王俊杰主任牵头主编了专著《放射性粒子近距离治疗肿瘤》。这是我国第一部全面系统介绍放射性粒子组织间近距离治疗肿瘤的专著。2002 年又组织编写了放射性粒子种植治疗前列腺癌，全面系统地介绍了放射性粒子治疗前列腺癌的历史、现状和技术规范。之后，天津医科大学第二医院柴树德、郑广钧教授编写了胸部放射性粒子治疗学，河北省人民医院王娟教授编写了腹部放射性粒子治疗学，云南省第二人民医院罗开元教授编写了使用放射性粒子治疗学，其后的 15 年时间由北京大学第三医院组织了 7 期全国放射性粒子近距离治疗肿瘤学习班，北京放射肿瘤学会与北京公安医院组织了 2 期全国性学习班，广州医学院附属医院陈平教授组织 3 期学习班，张建国教授组织了 5 期头颈部癌放射性粒子治疗学习班，天津医科大学柴树德教授组织了多期学习班，其他省市如山东、河北、江苏、浙江、广东、陕西、浙江等积极组织、普及推广，为放射性粒子治疗在我国的开展起到了推动作用。到目前为止国内有近 1000 家医院开展了放射性粒子治疗肿瘤工作。

三、我国放射性粒子治疗肿瘤的现状

放射性粒子治疗是多学科交叉技术，需要外科、影像、超声等学科配合，发挥相关学科优势，是保证粒子治疗的关键。

粒子植入治疗上岗前技术培训十分必要。尤其是外科、影像科、超声科、核医学科医师，需要学习肿瘤学、放射物理学、剂量学知识，方能有效开展工作。同时还需要培训放射防护知识。

目前，美国在放射性粒子治疗前列腺癌的临床操作、术中计划、剂量计算和相关并发症处理方面已经有一套相当成熟的经验，国人需要认真借鉴。前列腺癌粒子治疗是近代放射性粒子近距离治疗的巅峰技术，术中超声、图像实时传送、三维重建、模板、实时计划和质量验证等均在前列腺癌治疗过程中得到淋漓尽致体现，因此，学习前列腺癌粒子植入治疗对理解近代粒子近距离治疗具有很大裨益。

放射性粒子组织间近距离治疗是最好的适形放疗，可达到调强治疗效果，关键是需要借助超声或 CT 等影像学技术引导。

肿瘤靠近大的血管或其他重要脏器时，需要保持 1cm 安全，并相应降低每颗粒子活度，

0.7mCi/颗以下比较安全，必须了解既往是否接受过放射治疗、剂量多少。粒子治疗前列腺癌、颅内肿瘤较为成熟，而对其他系统肿瘤尚处于不明确阶段，包括术式、治疗计划实施、各系统肿瘤最佳剂量、质量验证等均需要多学科继续协作研究与探索。适应证选择非常重要。掌握好适应证是保证粒子治疗疗效的前提条件。粒子治疗仍是局部治疗手段，是外科和外放疗的补充和延伸，因此，单纯放射性粒子治疗并不能解决所有肿瘤治疗问题，需要合理、科学地与外科、外放疗和化疗结合，最大限度发挥粒子治疗优势。靠近关节活动部位的肿瘤，粒子植入治疗后应相应减少活动，因为运动可使粒子发生游走，降低疗效，增加并发症发生机会。逐步建立我国自己的放射性粒子治疗管理和技术操作规范，明确适应证。国产设备与进口设备比较仍具有相当大差距，应加大研发力度。

（王俊杰）

参考文献

1. 王俊杰，唐劲天，黎功．放射性粒子近距离治疗肿瘤．北京：北京医科大学出版社，2001：200.
2. 靳大勇，倪晓凌，楼文辉，等．碘-125放射粒子植入术治疗晚期胰腺癌．外科理论与实践，2002，7：381-382.
3. 王俊杰，黄毅，冉维强，等．放射性粒子植入治疗肿瘤近期疗效．中国微创外科杂志，2002，3：148-149.
4. Cao Q，Wang H，Meng N，et al. CT-guidance interstitial（125）Iodine seed brachytherapy as a salvage therapy for recurrent spinal primary tumors. Radiat Oncol，2014，9：301.
5. Meng N，Zhang X，Liao A，et al. Management of recurrent alveolar soft-part sarcoma of the tongue after external beam radiotherapy with iodine-125 seed brachytherapy. Head Neck，2014，36：E125-128.
6. 赵楠，杨瑞杰，王俊杰．^{125}I放射性粒子植入计划定制研究．中华放射医学与防护杂志，2014，34：35-39.
7. 江萍，王俊杰，柳晨，等．复发转移胸壁肿瘤CT引导125I粒子治疗疗效初探．中华放射肿瘤学杂志，2013，22：209-212.
8. Lin L，Wang J，Jiang Y，et al. Interstitial 125I Seed Implantation for Cervical Lymph Node Recurrence after Multimodal Treatment of Thoracic Esophageal Squamous Cell Carcinoma. Technol Cancer Res Treat，2014.
9. Jiang P，Liu C，Wang J，et al. Computed Tomography（CT）-guided Interstitial Permanent Implantation of 125I Seeds for Refratory Chest Wall Metastasis or Recurrence. Technol Cancer Res Treat，2014.
10. Wang H，Wang J，Jiang Y，et al. The investigation of 125I seed implantation as a salvage modality for unresectable pancreatic carcinoma. J Exp Clin Cancer Res，2013，32：106.
11. Zhu L，Jiang Y，Wang J，et al. An investigation of 125I seed permanent implantation for recurrent carcinoma in the head and neck after surgery and external beam radiotherapy. World J Surg Oncol，2013，11：60.
12. Liu J，Wang H，Qu A，et al. Combined effects of C225 and 125-iodine seed radiation on colorectal cancer cells. Radiat Oncol，2013，8：219.
13. Wang H，Li J，Qu A，et al. The different biological effects of single，fractionated and continuous low dose rate irradiation on CL187 colorectal cancer cells. Radiat Oncol，2013，8：196.
14. 姜玉良，刘敬佳，李金娜，等．^{125}I粒子持续低剂量率照射对人喉癌细胞系Hep-2的抑制作用．中华放射医学与防护杂志，2013，33：593-596.

15. 姜玉良,马月,王俊杰,等. [125] I 粒子治疗头颈部肿瘤颈淋巴结放疗后复发的结果分析. 中华放射肿瘤学杂志,2011,20:91-94.

16. Wang JJ, Yuan HS, Li JN, et al. CT-guided radioactive seed implantation for recurrent rectal carcinoma after multiple therapy. Med Oncol, 2010, 27:421-429.

17. 王皓,王俊杰,袁慧书,等. 放射性 [125]I 粒子植入治疗椎体及椎旁肿瘤. 现代肿瘤医学,2010,18:146-148.

第二章

放射性粒子植入治疗计划系统

第一节　放射性粒子植入治疗计划系统概述

一、放射性粒子植入治疗计划的设计

计划设计定义为确定一个治疗方案的全过程。传统上,它通常被理解为计算机根据输入的患者治疗部位的解剖信息如外轮廓、靶区及重要组织和器官的轮廓及相关组织的密度等,设定处方剂量、选择粒子活度,合理分布粒子,然后进行剂量计算,得到所需要的剂量分布,并指导如何术中穿刺布源。从广义上,上述定义应理解为:确定一个治疗方案的量化的过程,包括 CT、MRI、PET-CT 等图像的输入及处理;医师对治疗方案包括靶区剂量及其分布、重要器官及其限量、穿刺路径、粒子分布方式等的要求及实现。其重点为术前计划的可操作性及精确实施,术后计划客观准确的剂量验证。其主要内容为靶区及周围危及器官解剖数据的显示、合理的布源、靶区剂量分布的计算及粒子如何植入。

一个好的治疗计划应满足下列 4 项条件:①肿瘤处方剂量要求准确,各种技术参数齐全;②图像传送、三维重建、图像融合和术中靶区勾画等技术整合高效;③术后剂量评估验证快速,具有自动识别粒子的功能;④危险器官剂量限制参数明确,免受过度照射,至少不能使他们超过其允许耐受量的剂量范围。

如何保证将放射性粒子合理的分布于肿瘤内部,使肿瘤组织承受高剂量照射,同时使周围正常组织器官的辐射损伤降至最低是放射性粒子植入治疗计划设计的重要任务。

二、放射性粒子植入治疗计划系统

因为放射性粒子永久性植入治疗属于近距离治疗的一种,为放疗的一个分支,故而其疗效和并发症的评价需遵循放疗的剂量学原则。放射性粒子植入的剂量学相对复杂,多种因素均会对剂量造成不同程度的影响,特别是粒子活度、粒子分布、靶区术后的变化等。因此需要精确的剂量学计算。美国近距离治疗协会规定,对于所有放射性粒子植入治疗的前列腺癌患者,必须进行术前治疗计划和术后计划的验证,并评估其剂量。

放射性粒子植入治疗计划系统（treatment planning system，TPS）的主要功能首先是术前在计算机三维模拟平台上制定完整的治疗计划，明确将要植入的粒子在靶区三维空间的分布，使植入粒子发出的有效治疗剂量可以覆盖肿瘤靶区，以杀灭肿瘤细胞，同时将肿瘤周围正常组织器官所受的剂量降至最低。其次是放射性粒子永久性植入后进行术后验证，根据实际植入的粒子数量、位置计算靶区的剂量分布，并预测可能的疗效和并发症。因此，TPS是指导如何植入粒子，保证剂量学精确性的工具。

三、TPS 的主要功能

放射性粒子植入计算机三维治疗计划系统是一个计算机断层图像三维软件操作平台。术前由肿瘤放射治疗医生勾画肿瘤靶区及危及器官，给出处方剂量、进针路径及粒子活度，物理师用此操作平台自动计算或人工布源确定粒子数目及分布，然后计算放射剂量在体内组织间的空间分布。这种直观显示、交互式的工具可以辅助医生和物理师制订最优化的术前计划，并指导术中精确实施。术后通过植入的粒子重建验证治疗计划，进行质量评估和剂量测定分析。

1. 治疗计划　完整的粒子植入放射治疗计划通常包括以下几部分。

（1）患者体位固定方式。

（2）靶区及危及器官的位置、范围。

（3）靶区的根治剂量及危及器官耐受剂量的描述。

（4）放射性粒子在肿瘤体内的空间分布及切实可行的穿刺路径。

（5）放射性粒子的配置参数，如型号、活度、数量等。

（6）相关的评估图形，包括等剂量曲线分布图、剂量-体积直方图（DVH）等。

2. 主要功能

（1）影像数据输入：术前输入的图像数据主要反映患者病变的性质、位置、大小及与周围敏感器官、组织之间的相互关系，因此 TPS 应支持多种图像数据输入法，包括网络连接、磁介质传输、扫描输入、兼容 DICOM3.0 标准；其二，提供给 TPS 的图像数据应完整和清晰准确，不能影响治疗计划的制订。

以往 TPS 接受的 B 超、CT 或 MRI 图像，通过扫描仪输入计划系统，随着医学影像检查设备和 TPS 的升级换代，特别是 DICOM3.0 医学影像传输标准制订之后，治疗计划系统可以通过检查设备或网络直接获得这些影像数据，减少了图像转换的数据耗损，提高了影像的精度和质量。

（2）图像数据处理：首先，TPS 能够同时兼顾和处理多源图像数据如 CT、MRI 等，将他们单独进行测量定位，统一在同一患者坐标系下。其次，TPS 具有如扫描图像旋转、反转和序列图像配准等功能，可兼容不同方位如轴位、冠状位和矢状位的图像定位序列。第三，图像数据的测量定位是保证治疗计划系统精度的关键，因此需要测量定位，以建立治疗计划和治疗实施时的坐标基准。

（3）治疗部位的三维重建显示：临床医生在患者的断层图像序列上勾画轮廓线确定治疗靶区。TPS应该提供自动、半自动或人工勾画等多种方式勾画轮廓线。

计算机将不同断层上勾画的同一解剖结构轮廓线进行三维重建后显示解剖结构三维体数据和精确的体积数据，也可以在归一化的多元图像序列上相互映射显示。一般的治疗计划系统都支持多个三维解剖结构同时显示，并支持三维方式下的透明、半透明和实体显示，以避免在不同方位观测时相互遮挡。

四、治疗计划设计的相关概念

1. 肿瘤区（gross tumour volume，GTV） 肿瘤区是可以明显触诊或可以肉眼分辨/断定的恶性病变范围和位置。为一般的诊断手段（包括CT和MRI）能够诊断出的可见的具有一定形状和大小的恶性病变范围，包括转移的淋巴结和其他转移的病变。

2. 临床靶区（clinical target volume，CTV） 给予一定剂量的肿瘤的临床灶（肿瘤区）亚临床灶以及肿瘤可能侵犯的范围。CTV是包括了可以断定的GTV和（或）显微镜下可见的亚临床恶性病变的组织体积，是必须去除的病变。这个区域必须得到足够的治疗”才能达到治愈。

3. 内靶区（internal target volume，ITV） 就是由于呼吸、胃肠或者膀胱等器官运动引起的位置改变。

4. 计划靶区（planning target volume，PTV） 定义是为了合适地设置照射野，考虑到所有可能的几何变化引起的合成效果，保证CTV的实际吸收剂量达到处方剂量。计划靶区应是包括临床靶区（CTV）本身、照射中患者器官运动（ITV），和由于日常摆位、治疗中靶位置和靶体积变化等因素引起的扩大照射的组织范围，以确保临床靶区（CTV）得到规定的治疗剂量。

因为粒子植入将放射源直接植入到肿瘤内部，粒子植入后器官运动基本不会对靶区剂量的吸收造成影响，故而在粒子植入的计划设计时可不考虑ITV。且粒子植入多为一次性植入，不存在多次摆位引起的摆位误差问题，因此粒子植入靶区设计时CTV基本与PTV一致。

5. 靶区最大剂量 计划靶区内最高剂量叫靶区最大剂量。当面积大于或等于$2cm^2$（直径1.5cm）时，临床上才认为有意义；当面积小于$2cm^2$时，临床上不考虑其影响。

6. 靶区最小剂量 计划靶区内最低的剂量。靶区最小剂量不能低于肿瘤的根治剂量。

7. 危及器官（organ at risk，OAR） 指可能包括在射野内的重要组织或器官，它们的放射敏感性（耐受剂量）将显著的影响治疗方案的设计或确定靶区处方剂量的大小。与计划靶区PTV的定义一样，在勾画危及器官（OAR）范围时，应考虑器官本身运动和治疗摆位误差的影响，其扩大后的范围，称为计划危及器官区（planning organ at risk volume，PORV）。

（张宏涛 王 娟）

第二节　放射性粒子植入治疗计划系统应用流程

一、术前计划(preplanning)

术前计划指粒子植入术前几天或几周设计的治疗计划。

1. 肿瘤区 CT 扫描,层厚 0.5cm,必要时扫描前口服造影剂。
2. 扫描后将 CT 通过 DICOM 接口直接传入 TPS,在相应层面勾画 CTV 及危及器官。
3. 确定处方剂量,选取合适活度的粒子,自动载入,根据所需要的处方剂量调整粒子位置及数目。
4. 计算等剂量曲线。
5. 导出术前 DVH 图。

对于靶区与周围组织器官相对固定的肿瘤,术前可应用个性化 3D 打印模板。术前计划做法与以上步骤相同,计划设计完成后将数据传输至 3D 打印机,模板打印完毕后即可应用。

二、术中预计划(intraoperative preplanning)

在手术室中粒子植入术前设计的治疗计划,设计完成后立即执行。

1. 根据肿瘤位置摆放合适体位并固定患者。
2. 扫描后将 CT 通过 DICOM 接口直接传入 TPS,在相应层面勾画 CTV 及危及器官。
3. 确定处方剂量,选择模板类型和合适活度的粒子,选取模板角度及切实可行的穿刺路径,自动载入粒子。根据所需要的处方剂量在预设的植入针路径上调整粒子位置及数目。
4. 计算等剂量曲线。
5. 导出术中预计划 DVH 图。
6. 在体表标记预设针穿刺点,打印粒子治疗计划报告以指导粒子植入。

三、术中实时计划(interactive planning)

粒子植入过程中根据实时的针道位置及植入的粒子位置随时计算剂量,实行剂量优化。

1. 根据术前预计划,所有植入针穿刺到位后 CT 扫描,层厚 0.5cm。
2. 扫描后将 CT 通过 DICOM 接口直接传入 TPS,在相应层面勾画 CTV 及危及器官。
3. 识别穿刺针针道,选取粒子的活度,在 CT 所示针道上载入粒子。
4. 计算等剂量曲线,导出 DVH 图。
5. 如靶区内剂量不能满足要求,则在相应层面上用 TPS 增加针道,载入粒子,根据新增加的针道位置再次穿刺肿瘤。
6. CT 扫描植入针位置无误后按术中计划植入粒子。再次扫描 CT,将数据传入 TPS 行剂量验证。如仍有剂量冷点,重复 5、6 两步直至剂量满足要求。

四、术后计划(postplanning)

术后即刻或术后不同时间根据实际的粒子植入位置设计的剂量验证计划。

1. 根据术后即时 CT 扫描,层厚 0.5cm。
2. 扫描后将 CT 通过 DICOM 接口直接传入 TPS,在相应层面勾画 CTV 及危及器官。
3. 选取植入粒子的活度,手动识别植入的粒子。
4. 计算等剂量曲线。
5. 导出术后 DVH 图。
6. 评价粒子植入质量,如有剂量冷点立即补植。

(张宏涛　王　娟)

第三节　放射性粒子植入治疗计划系统应用注意事项

粒子植入时患者靶区及危及器官的剂量是影响疗效和并发症的关键,依据国外学者的研究,应用不同的影像学确定靶区及粒子位置、不同的计划方式都会影响术后计划的剂量学参数。应用 TPS 计算剂量时受靶区范围、粒子位置、粒子活度、粒子种类、计算点阵网格密度等多种因素影响,物理师在制订治疗计划时应充分考虑上述因素对剂量的影响,以使靶区得到最佳的剂量分布。

一、靶区变化

放射治疗产生的生物效应与组织吸收剂量直接相关,肿瘤及周围危及器官的实际受照剂量是影响肿瘤治疗效果及并发症最直接、最重要的因素。前列腺癌 ^{125}I 粒子植入术后利用 TPS 行验证计划是评价植入质量及实际受照剂量的金标准;其他恶性肿瘤亦同前列腺癌一样,将术后验证的匹配周边剂量(matched peripheral dose,MPD)作为其实际吸收剂量。利用 TPS 计算所得的周边剂量是在肿瘤靶区及粒子位置不变的前提下,粒子完全衰变后肿瘤靶区吸收的剂量。前列腺癌粒子植入术后靶区范围及粒子空间分布基本不发生变化,术后的验证剂量即为其实际吸收剂量;而其他部位恶性肿瘤与前列腺癌不同,由于射线的杀伤作用,肿瘤靶体积逐渐变小,粒子位置也发生变化,肿瘤和周围危及器官的实际受照剂量也相应发生变化。

目前恶性肿瘤术后即刻的验证计划基本可以实现预期的剂量分布。但与前列腺癌不同,其他部位肿瘤靶体积是动态变化的,术后即刻的验证计划并不能反映肿瘤的实际吸收剂量,目前临床上多关注术后当天或 1 周内的验证剂量,很少对术后不同时间的周边剂量进行验证,我们研究利用 TPS 模拟术后不同时间的验证计划,探讨靶体积缩小对周边剂量的影响,得出肿瘤每月以初始肿瘤体积 15%~20% 的速度缩小可能较为适宜,小于 15% 提示剂量可能不足,肿瘤控制不佳;大于 20% 提示剂量可能过高,若邻近重要器官可能导致并发症。临床上建议根据肿瘤放射敏感度制定适宜的处方剂量,术后每月复查 CT 行验证计划,若体积缩小低于15%可考虑补植粒子。

为避免出现严重并发症，在粒子植入制定治疗计划时需考虑术后肿瘤的缩小速度，根据外放疗经验，放疗敏感的肿瘤致死剂量<80Gy，若剂量过高会迅速杀死肿瘤细胞，肿瘤液化坏死，导致粒子聚集，局部出现超高剂量区。因此，对于放疗敏感或高度敏感的实体肿瘤，应该制定较低的处方剂量；而对于分化程度高、质地坚硬、不易液化坏死等放疗不敏感肿瘤其处方剂量可相对较高。

靶区的变化直接影响肿瘤及周围危及器官的吸收剂量。因此粒子植入术后适宜的肿瘤缩小速度是保证疗效及避免并发症的关键。

在临床工作中，理想的肿瘤缩小速度应该与粒子的衰变较一致，即3个半衰期后肿瘤基本消失。

二、粒子分布

粒子的分布直接影响TPS计算剂量的结果，不同布源方式可导致较大的剂量差异，Plato C.Lee等应用TPS模拟前列腺粒子植入，得出粒子不同分布方式剂量学差异明显。粒子植入治疗的成功与失败很大程度上取决于靶区照射剂量的准确性，目前多数物理师做计划时仍按巴黎系统原则布源，强调均匀分布，但巴黎系统并非为粒子植入设计，按此系统植入粒子难免出现剂量误差。治疗计划的其他条件不变时，单独调整粒子的位置，会导致D90、V90、最高剂量与平均剂量的明显变化，如果不予重视，极有可能导致对粒子植入患者剂量评估出现误差，导致肿瘤复发或出现并发症。我们针对不同大小肿瘤同活度、同数量^{125}I粒子周边分布与中心分布的剂量学差异进行研究，得出周边布源可比中心布源更容易满足靶区剂量学要求。

前列腺癌疗效与前列腺周边剂量直接相关，有效生物剂量大于200Gy时，10年生化无进展生存率为92%，140~160Gy时，10年生化无进展生存率为85.5%，小于100Gy时10年生化无进展生存率为46%。尿道并发症与剂量直接相关，尿道剂量大于160Gy时，1~2级尿道并发症明显增加。我们经研究后得出，边长5cm肿瘤粒子周边分布时D90为146.95Gy，V90为95.70%，最高剂量为1227.02Gy；如果中心分布D90仅为72.02Gy，V90为61.50%，最高剂量为1692.48Gy。由此可见，如果将术前计划所得的粒子数目中心分布植入肿瘤，必然导致中心剂量过高，周边剂量不能达到处方剂量，可能导致肿瘤复发同时出现并发症。

我们经研究后得出，中心分布粒子时，D90、V90、平均剂量均随肿瘤增大呈下降趋势，最高剂量呈上升趋势。肿瘤大小为3cm×3cm×3cm时，粒子周边分布D90为144.09Gy，中心分布D90为131.44Gy，两组V90均大于90%，上述指标两组差别不大，肿瘤越小，两组指标差异越小；当肿瘤大小为3.5cm×3.5cm×3.5cm时，粒子周边分布D90为147.12Gy，中心分布D90为106.18Gy，两组V90分别为94%、80.8%，且随肿瘤增大，差别渐趋明显。王娟等报道，外放疗后复发颈部淋巴结转移癌^{125}I粒子植入治疗的6个月局部控制率情况，其中小于4cm的淋巴结控制率（CR+PR）为90%，而大于4cm者为46%。Ashamalla等报道的利用放射性粒子治疗头颈部恶性肿瘤其直径<2.5cm的局部控制率可达到64%，而直径>2.5cm者为 33%。从剂量学上分析此疗效差异的原因之一可能为肿瘤较小时，中心分布粒子的 D90、V90 及平均剂量与周边分布粒子时差异不大，而当肿瘤较大时，如果粒子中心分布，将明显降低周边剂量，影响剂量在肿瘤内部的分布，因而疗效差，甚至因粒子集中而出现的高剂量区导致并发症发生。因此我们建议当肿瘤直径小于 3cm 时，中心布源和周边布源均可应用，尽量周边布源；肿瘤直径大于 3.5cm 时应周边布源，避免粒子集中于肿瘤中心。

粒子周边分布有利于提高靶区接受处方剂量覆盖的比例，降低高剂量区，提高靶区整体的平均剂量，最终提高治疗效果，减少并发症。

我们推荐临床医师在手术时尽量周边分布粒子，以免肿瘤中心剂量过高，而周边剂量不足，导致疗效不佳。

三、粒子活度

粒子植入广泛应用于各种实体肿瘤的综合治疗，如头颈部恶性肿瘤、肺癌、胰腺癌、直肠癌等，粒子活度范围为 0.3~0.8mCi。目前关于粒子活度的选择，多数依据临床医师经验，对于不同肿瘤病理类型和不同部位肿瘤，应如何选择粒子活度仍无共识。Beaulieu 等提出临床使用的活度范围为 0.4~0.7mCi 时，粒子移位和迁移对靶区和危及器官剂量分布的影响较小。Martin Bues 等发现当 ^{125}I 粒子活度大于 0.35mCi 时，较高活度的粒子因粒子分布误差更不易满足靶区剂量，且易导致尿道高剂量。多数临床医师认为“低活度粒子初始剂量率低，发挥疗效慢，很快衰变到无治疗作用，治疗效果劣于高活度粒子；高活度粒子因其初始剂量率高，故而发挥疗效快，治疗作用持久，治疗效果更确切”。因此部分临床医师为了保证更好的疗效只选择较大活度粒子，而部分临床医师为了防止并发症的出现只选择低活度粒子。王娟等研究得出，不同活度粒子均可使靶区达到相同的周边剂量，低活度组与高活度组比较抑瘤率无统计学差异，但高活度粒子组出现了皮肤放射性损伤，考虑原因为高活度粒子周围可能形成高剂量区，对周围组织造成损伤。我们经研究发现周边剂量相同时，术后不同时间点肿瘤吸收剂量与粒子活度并无关系。但不同活度粒子高剂量区范围及持续时间不同，可能对并发症的发生有一定影响。

我们经研究得出初始 D90 相同、粒子活度不同时肿瘤术后不同时间吸收剂量完全相同，说明即使粒子活度不同，只要合理布源，均可达到治疗肿瘤所需的周边剂量。只要周边剂量一致，粒子活度对 90% 肿瘤靶区吸收剂量的速率没有影响，因此应用多大活度粒子可能对疗效影响不大。0.3mCi 组 D100 术后不同时间均小于 0.8mCi 组，即 100% 靶区肿瘤吸收剂量 0.8mCi 组每月均高于 0.3mCi 组，提示 0.8mCi 组靶区周边剂量跌落较 0.3mCi 组缓慢，第 1 个半衰期内尤为明显，因此危及器官距离靶区太近不宜用高活度粒子。术后 2 个月以后 0.3mCi 组 V150 小于 0.8mCi 组，从术后 4 个月开始 0.3mCi 组靶区内不再有 150% 处方剂量以上高剂量区，0.8mCi 组还有，说明 0.3mCi 组粒子术后 4 个月内迅速衰变，导致粒子周围高剂量区范围迅速缩小，如果预计肿瘤在粒子植入术后 4 个月内能明显缩小，且距离危及器官较近，建议应用 0.3mCi 粒子。0.8mCi 组粒子植入后高剂量区持续时间较 0.3mCi 粒子明显长，如果考虑肿瘤对放射治疗不敏感，植入后短期内肿瘤不能缩小，肿瘤缩小后距离危及器官较远，应用 0.8mCi 粒子相对安全有效。

合理应用 TPS 优化，不同活度粒子均可达到肿瘤要求的处方剂量。假设肿瘤大小及粒子位置不变的情况下，只要周边剂量相同，术后不同时间，肿瘤周边吸收剂量与粒子活度无关。提示不论粒子活度大小，周边剂量相同时，肿瘤即可能达到相同治疗效果。肿瘤的缩小速度与肿瘤对放射线的敏感性及周边剂量有关，与所用粒子活度关系不大。

四、计算点阵网格密度

Jean-Francois Corbett 报道计算点阵网格密度对计算速度与精度的影响非常大，但经常被物理师忽视。在制定治疗计划时发现，保持治疗计划的其他条件不变，单独调整计算点阵网格大小，会导致 D90、V90、V100 及 V150 的明显变化，物理师在做治疗计划时重点放在粒子活度、分布、数目、等剂量曲线分布、高低剂量点等问题上，经常忽视计算点阵网格范围及密度对剂量的影响，如果不予重视，必然导致对粒子植入患者剂量信息评估不准确，导致肿瘤复发或出现并发症。

我们研究固定计算点阵网格以外的其他变量，单独分析计算点阵网格对剂量计算的影响，按 128×128、96×96、64×64、32×32 的计算点阵网格调整 10 个治疗计划，应用 TPS 分别计算每个计划的 D90、V90、V100 及 V150，得出不同计算点阵网格密度时 4 个参数有明显差异。ICRU24 号报告指出肿瘤根治剂量的精确性应好于 ±5%，否则将导致肿瘤失控，Ohashi 等研究，前列腺癌粒子植入后 2 级直肠出血率与直肠剂量相关，直肠最大剂量大于 145Gy 时为 15.2%，最大剂量小于 145Gy 时为 0。如果选用网格密度过低，极易因剂量计算误差导致肿瘤复发或并发症的出现。如果想最大限度地减小误差，临床操作中应尽量选用高密度的计算点阵网格。

（张宏涛　王　娟）

参考文献

1. De Brabandere M, Al-Qaisieh B, De Wever L, et al. CT-and MRI-based seed localization in postimplant evaluation after prostate brachytherapy. Brachytherapy, 2013, 7(19): 1538-4721
2. 高贞，王娟，赵静，等．头颈部复发癌 ^{125}I 粒子植入治疗剂量学评估与临床观察．中华肿瘤防治杂志，2013，20：133-136.
3. Lin L, Wang J, Jiang Y, et al. Interstitial　125I Seed Implantation for Cervical Lymph Node Recurrence after Multimodal Treatment of ThoracicEsophageal Squamous Cell Carcinoma. Technol Cancer Res Treat, 2014.
4. Gao F, Li C, Gu Y, et al. CT-guided 125I brachytherapy for mediastinal metastatic lymph nodes recurrence from esophageal carcinoma: effectiveness and safety in 16 patients. Eur J Radiol, 2013, 82: e70-75.
5. Wang JJ, Yuan HS, Li JN, et al. CT-guided radioactive seed implantation for recurrent rectal carcinoma after multiple therapy. Med Oncol, 2010, 27: 421-429.
6. 王娟，王绍其，徐建彬，等．^{125}I 粒子不同分布植入对荷人胃癌裸鼠移植瘤治疗效果的影响．中华核医学杂志,2008,28:313-316.
7. 王娟,张宏涛,王泽阳.腹部肿瘤放射性粒子治疗技术.北京:人民卫生出版社,2014.
8. 吴娟,王娟.[125]I 放射性粒子术后靶体积缩小对剂量的影响.中华实验外科,2015,32:309.
9. 吴娟,王娟.[125]I 粒子治疗肺性肿瘤术后靶区变化对剂量学的影响.中华放射医学与防护杂志,2015,35(4):43-44.
10. 张宏涛,唐富龙,吴立丽,等.TPS 计算点阵网格大小对 125I 粒子植入剂量计算精度的影响.中华放射医学与防护杂志,2014,34:59-61.
11. 王娟,张宏涛.125I 放射性粒子平面布源剂量学研究.中华核医学杂志,2010,10:125-126.

第三章

放射性粒子植入治疗影像引导技术规范

第一节　CT 引导放射性粒子植入技术操作规范

CT 作为放射性粒子治疗的最佳影像引导手段之一，其优势在于：① CT 扫描图像为灰阶图像，具有较高的密度分辨率和空间分辨率，并可通过调节窗宽、窗位，清晰显示肿瘤及其周围各种正常组织如心脏大血管、脑组织、骨骼肌肉组织，以及其他实质脏器和空腔脏器等，有利于穿刺操作；②根据图像可以设计出最佳进针路径穿刺到病变中心，并可通过薄层扫描清晰显示针尖位置；③ CT 扫描方便储存资料，以用于疗效判断；更重要的是对于术前计划、术中适时计划调整和术后验证，CT 图像都是最佳的 TPS（therapy planning system，TPS）依据资料。另外，随着 CT 透视技术的发展，CT 也将能够像 DSA、超声等其他引导手段一样实现适时引导操作。近来，CBCT 已被应用到介入领域，它拥有一个平板探测器系统。在该系统中，一个锥形束 X 射线管和平板检测器被集成为具有 C 臂的机架，同时具有 CT 和 X 线透视功能，比封闭式龙门机架 CT 能更灵活的定向围绕患者采集图像，并进行实时透视以及获取三维 CT 图像。这种图像引导系统可以通过实时透视功能识别针到病变的准确轨迹，同时能够通过三维 CT 图像显示针尖在病灶内的准确位置，从而提高了穿刺操作的准确性及效率，同时也增强了操作人员的自信心。只是目前临床上常用的 CT 尚无法实现此功能。相对于其他引导手段，其突出缺点是患者需要接受一定量的 X 线辐射。

一、术前 CT 扫描规范

术前 CT 扫描规范要求主要是指要有符合 TPS 计划要求的 CT 图像。

1. 为勾画靶区的需要，通常要进行增强扫描。

2. 增强扫描常规要进行三期扫描（动脉期、静脉期、平衡期），以清晰显示动静脉血管和病灶；颅脑、腹部及甲状腺必要时要延时扫描，以更进一步了解病灶的血供情况。

3. 扫描条件　层厚 5mm 或者 10mm，层间距 5mm 或者 10mm，KV：120、100，MA：40~150，提倡采用低剂量扫描，以减少辐射。

4. 扫描方式　螺旋扫描或者轴扫描，连续扫描。

5. 扫描范围　要求包全手术靶区及靶区附近重要组织器官。

6. 对CT机型无特殊要求，一般三代以上机型均可进行CT引导的放射性粒子治疗。多排螺旋CT更有利于操作。

二、术中CT引导规范

术中CT引导规范要求主要是指要有符合观察粒子位置要求、显示穿刺针的CT图像。

1. 为确保操作安全，通常要反复对照CT增强扫描图像或者MRI、B超资料，以确定血管等重要结构，必要时术中加做CT增强或薄层扫描。

2. 要进行全病灶扫描，根据CT图像及TPS计划，设计穿刺层面位置、层面数、进针路线、进针角度、进针深度，每层面粒子数。

3. 扫描条件　层厚5mm或者10mm，层间距5mm或者10mm，KV：120、100，MA：40~150，提倡采用低剂量扫描，以减少辐射。

4. 扫描方式　螺旋扫描或者轴扫描，连续扫描。

5. 手术过程中通过复查CT随时监视并发症（如出血、气胸、血胸、肿瘤破裂等）。

6. 为观察粒子或者针尖的确切位置，可单层扫描或者连续扫描3~5层。

7. 对于胸腹部等需要屏气的部位，在穿刺或者扫描过程中要训练患者保持同一呼吸时相。

8. 建议使用Pinpoint系统和CT断层基准仪引导穿刺。

三、术后CT扫描规范

术后CT扫描规范要求主要是指要有符合观察粒子位置，同时显示病灶要求的CT图像。

1. 反复对照CT增强扫描图像或者MRI、B超资料，尤其是TPS计划。

2. 要进行常规全病灶扫描，观察每层面粒子数，病灶最远部分到最近的粒子的距离要控制在1cm以内。

3. 扫描条件　层厚5mm或者10mm，层间距5mm或者10mm，KV：120、100，MA：40~150，提倡采用低剂量扫描，以减少辐射。

4. 扫描方式　螺旋扫描或者轴扫描，连续扫描。

5. 手术后通过CT图像继续观察有无并发症或者并发症的演变（如出血、气胸、血胸、肿瘤破裂等）。

6. 术后进行TPS验证，并和术前TPS计划对比，进一步确保剂量学方面是否满足治疗要求，即发现有无“热点”和“冷点”。对于“冷点”，要即刻补充粒子或者结合其他治疗措施进行补救。

四、复查CT扫描规范

复查的CT扫描规范要求主要是指要有符合与上次治疗前、后CT图像对比要求的CT图像。

1. 一般平扫即可，当肿瘤边界不明显时要进行CT增强扫描。

2. 增强扫描要求行三期动态增强扫描（动脉期、静脉期、平衡期），其优势在于可以根据病变强化情况，观察有无病灶残存或局部复发（当肿瘤大小变化不明显时，可行MRI或PET-CT扫描，进一步明确有无肿瘤残存或局部复发）。

3. 扫描条件　层厚5mm或者10mm，层间距5mm或者10mm，KV：120、100，MA：40~50，提倡采用低剂量扫描，以减少辐射。

4. 扫描方式　螺旋扫描或者轴扫描，连续扫描。

5. 对比资料通常要求　显示病灶大小的变化，显示病灶血供的变化。

6. 对CT机型无特殊要求，多排螺旋CT更有利于对比复查。

五、CT引导扫描的其他技术规范

1. 扫描条件以能达到组织穿透的最低KV为宜，以能清晰显示病灶和粒子的最低mA为宜。

2. 必要时倾斜CT机龙门架，尽量使扫描层面与穿刺针平行。

3. 穿刺针尖的确定　针尖位置的确定是CT引导下介入治疗的核心要求，只有准确地确定了针尖位置，才能明确针与靶点（靶区）的空间关系。

扫描条件要求间隔和层厚适当，一般间隔5~10mm，层厚3~7mm即可，间隔过大容易“漏掉”针尖，层厚过大容易产生假象。

当针的总体方向与扫描平面一致时容易确定针尖。如果针的总体走行方向与扫描平面成一定的夹角时，每个扫描平面均可见到针的影子，只有一层显示的是针尖，此时应注意：非针尖在CT图像上显示为圆滑、远端低密度伪影无或较轻，针尖在CT图像上显示为非常锐利、远端有低密度伪影。

扫描观察针尖位置时的技巧：

（1）尽量让针的方向与扫描平面平行，因此可适当倾斜扫描机架。

（2）行1次憋气的连续区域扫描，尽管这样会增加扫描层数和患者的受照射量，但是可以避免因呼吸不均匀而导致显示针尖困难，从而缩短手术时间。

（3）扫描方式的选择非常重要，选用较小的层厚有利于显示针尖的准确位置，但不利于提高针尖的显示率；相反，选用较大的层厚有利于提高针尖的显示率，但由于容积效应的影响，不利于显示针尖的准确位置。层厚和间隔均为5~7mm的连续扫描即可满足要求。

（4）提倡普通横断扫描，不用区域容积扫描，因为区域容积扫描，可能造成针尖在数个连续层面上显示，反而不利于判断针尖的准确位置，而必须借助于图像重建才能显示针尖，从而增加耗时，延长手术时间。

4. 进针要求　多数情况下采取分步进针，是以CT做引导手段的基本和必要方法，其核心内容是边进针、边扫描、穿刺针分步达到靶点。分步进针的优势是准确，从而安全，误差达到毫米级，可有效地避开大血管、神经走行区、阻挡骨骼等，可提高成功率、有效避免并发症。

分步进针的步骤是以CT图像为标准，确定床的位置，在显示器上模拟进针路线、方向、深度、角度，尤其是到达危险部位的距离等，同时记录相应参数，按照这些参数进行穿刺，当穿刺针到达危险部位的距离时，停止进针，并进行扫描确认，确认无误后再测量针尖到靶点的距离，再次进针，直达靶点。

（胡效坤 刘士锋）

第二节 超声引导放射性粒子植入技术操作规范

一、概论

自从居里夫人发现了镭，并将其应用于肿瘤治疗，放射治疗技术在这100多年的历史中发生了日新月异的变化。如今，放射治疗已与外科手术、内科化疗及介入治疗并驾齐驱，成为当今肿瘤的四大治疗体系。但是，目前的外放射治疗不管是普通外放射治疗，还是适形调强放射治疗，或是伽马刀、射线均是通过正常组织到达肿瘤部位。因此，外放射治疗实际上是一把双刃剑，在治疗肿瘤的同时，也造成周围正常组织的损伤，还限制射线剂量的提升。而近距离治疗，尤其是放射性粒子植入技术之所以脱颖而出，是因为这项技术直接将放射源种植到肿瘤内，射线由肿瘤内向外照射，由于照射距离短，只要控制好放射源与肿瘤边缘的距离，就会减少肿瘤周围正常组织的损伤，放射剂量也可以大大提升，因此这项技术相对于外放疗来讲，副作用更小、疗效更好。

在临床实践工作中，将放射性粒子均匀地植入到肿瘤内部时，通常需要在影像技术的引导下进行。目前的影像引导技术主要包括CT、MRI和超声。CT、MRI引导下的粒子植入，图像分辨力高，不受骨骼及气体影响，植入的粒子分布更均匀，术后剂量验证准确度更高，治疗更安全有效，但由于非实时成像，通常用时较长，操作也较为复杂。

超声引导放射性粒子植入技术已有30余年的历史。早在1983年Holm等就首创了超声引导下经会阴 ^{125}I粒子种植治疗前列腺癌技术。1985年美国Seattle西北医院进行了第一例超声引导下经腹部放射性粒子植入术。1987年Blasko等发展了计算机治疗计划系统和超声引导下会阴部模板植入技术，使 ^{125}I粒子在靶区剂量分布更均匀，对周围重要器官损伤更小，从而使该项技术更趋于成熟。20世纪90年代中期，影像学、放射物理学的飞速发展以及计算机治疗计划系统、术后分析系统和新的放射性核素的出现，使这一技术得以进一步发展和完善。由于超声可实时显像且能识别血管，穿刺过程中可有效避开血管和邻近重要脏器，因此具有操作简单、用时较短、给患者带来的痛苦小等优点。但由于超声技术固有特性的限制，超声声束无法穿过骨骼及气体，因此受骨骼或气体完全遮挡的肿瘤，超声通常无法显示，也就无法进行粒子植入；其次，超声分辨力不及CT或MRI，超声图像和CT或MRI图像有时不一致，且超声所显示的肿瘤边界并不一定代表肿瘤的实际边界，因此，影响粒子植入术前计划制定和术后剂量验证以及肿瘤边缘粒子植入的方式、部位和数量；还有，当肿瘤过大时，超声无法完整显示肿瘤且肿瘤深方超声显示不清晰，容易导致粒子植入不均匀或漏植，因此也不适合超声引导。目前，超声引导下放射性粒子植入技术主要适用于前列腺癌、胰腺癌、表浅恶性转移或复发肿瘤以及一些盆腔恶性肿瘤等。

二、超声引导下前列腺癌放射性粒子植入术

（一）适应证

1. 经超声引导下前列腺穿刺活检，病理证实为前列腺癌的患者。

2. 临床分期为 T_1~T_3，其中 T_1~T_2 适合单纯粒子植入治疗，T_3 期以上除粒子植入治疗外，还需配合其他治疗方法。

3. Gleason 评分 2~10 分。

4. PSA 升高。

（二）禁忌证

1. 预计生存期小于 5 年。

2. 经尿道前列腺切除术后，局部缺损较大或预后不佳者。

3. 一般状况差，不能耐受手术者。

4. 明确有远处多发转移者。

5. 患有严重精神疾病的患者。

6. 患有严重心血管疾病的患者。

（三）术前准备

由泌尿外科医师对患者及其家属进行病情分析、术前解释以及签署手术知情同意书等，术前 3 天半流食，术前排空肠道、清洁灌肠、备皮以及预防用药（抗生素等）。

（四）体位

采用膀胱截石位。

（五）仪器探头

超声诊断仪为丹麦 B&K 公司产品，配有双平面直肠探头（频率为 5.0~10.0MHz）及前列腺癌治疗模板软件。固定器、模板、步进器、18G 粒子植入针和 Mick 枪等辅助设备为美国 Mick radio-nuclear 公司产品。

（六）消毒麻醉

按照睾丸切除术的标准进行消毒。早期开展前列腺癌粒子植入术最好采用全麻，待操作技术熟练后可采取腰麻。

（七）超声引导前准备

插导尿管，便于超声识别尿道。将阴囊壁提起缝至腹壁上，充分暴露会阴部。将探头支架固定于手术床上，连接探头步进器、安装探头、模靶等备用。

（八）采集超声图像

将安装好的探头步进器正对患者肛门处，将探头插入肛门内，模靶贴近并对准会阴部，调整好模靶与前列腺之间的位置，采集并存储图像。先将横断面探头放置于前列腺基底层，

通过探头步进器旋钮，每隔 5.0mm 采集一幅横断面图像，直至前列腺消失。将所有图像输入 TPS 系统。

（九）制订治疗计划

在 TPS 系统上勾画前列腺的大小、形态及尿道位置后，TPS 系统会给出粒子植入治疗计划的相关数据。根据 TPS 系统提供的粒子植入针位图、每针与基底层的距离、每针植入的粒子数量、粒子与粒子之间的距离等进行粒子种植。

（十）超声引导下粒子植入

一般在插入粒子植入针之前，先插入两根固定针。插入深度达基底层。此针既起到固定作用，又可作为标志针，通过此针针体上的刻度，确定每根粒子植入针的进针深度，所有粒子植入针均不能超过固定针的深度。插入植入针时一般先从模靶纵坐标最高的位置开始，通过超声横断面或纵断面图像实时监测植入针的进针深度，保证进针位置准确无误。待所有植入针插入后，即可按计划逐针边退针边植入粒子。

（十一）注意事项

1. 自超声采集图像开始，患者位置即不可移动，否则 TPS 系统给出的治疗计划将不能与实际穿刺点吻合。

2. 插入植入针时，超声需实时监视针与尿道的距离，两者距离不能小于 0.5cm。否则需及时调整植入针位置。

3. 植入针需距离直肠 1.0cm 以上，以防止放射性直肠炎的发生。

（十二）并发症

1. 放射性尿道炎　尿频、尿急、血尿等。

2. 放射性直肠炎　大便次数增多，偶有便血。

3. 尿道直肠瘘　植入针距尿道太近，粒子活度高造成。

三、超声引导下腹部恶性肿瘤的放射性粒子植入术

（一）适应证

1. 经病理证实的外科不能切除的腹部恶性肿瘤。

2. 预计生存期大于 3 个月。

3. 局部晚期患者。

4. 不愿接受手术的患者。

（二）禁忌证

1. 肿瘤已广泛全身转移。

2. 凝血功能异常。

3. 一般状况差，不能耐受手术者。

4. 患有严重精神疾病的患者。

5. 患有严重心血管疾病的患者。

（三）术前准备

由外科医师对患者及其家属进行病情分析，术前解释以及签署手术知情同意书等，并进行术前必要的化验检查、肠道准备以及腹部术后护理准备等。

1. 体位　仰卧位。

2. 仪器探头　中高档彩色超声仪，配有频率 5.0~7.0MHz 的小凸阵腹部探头或端扫式直肠探头以及配套的穿刺引导架，探头及引导架消毒后备用。

3. 消毒、麻醉　根据不同脏器的手术消毒标准进行消毒，行全身麻醉。

4. 粒子植入前准备　根据肿瘤生长的部位，选择恰当的体位。根据肿瘤生长的脏器和类型可选择经皮穿刺超声引导下粒子植入和开腹暴露肿瘤后超声引导下粒子植入。前者在布针前需通过超声扫查选择最佳的穿刺路径，尽量选择避开气体和骨骼的位置进针以及最短的路径；后者通常根据肿瘤的位置，选择适宜的腹部切口，由外科医生逐步打开腹腔，充分暴露肿瘤部位。在超声引导下穿刺活检，当术中病理确诊为恶性肿瘤且手术不能切除时即可行超声引导下粒子植入手术。

（四）布针

采用超声观察肿瘤与周围组织的解剖关系，尤其与血管的关系，以及是否存在淋巴结转移等。布针时，需在超声实时监视下进行，多从上至下、自左向右逐一插入植入针，针与针距离为 1.0cm，植入时需避开血管及其他重要结构。经皮穿刺时需注意屏气。

（五）植入粒子

待所有植入针插入后便可以逐一植入粒子。粒子植入需多科室合作。超声科医生负责引导，外科医生负责退针，放射治疗科医生负责种植粒子。所有粒子植入结束后，需再行超声扫查，检查肿瘤内部是否存在漏植、肿瘤周围是否有转移淋巴结，如果有，需再进行补充植入。

（六）注意事项

1. 最好使用中高档彩色超声仪进行引导，避免粒子植入到血管内，随血流迁徙。

2. 如遇到粒子植入结束退针时针内出血，可将针向上或向下提插至不出血后再种植粒子。

（七）并发症

1. 放射性胃肠炎　恶心、呕吐。

2. 发热　由于肿瘤消融过快，患者术后会出现组织吸收热。

3. 粒子迁徙　粒子进入门静脉，随血液循环进入肝脏。

4. 腹水　放射性损伤可导致腹腔渗出液，多在 1 周内消失。

四、超声引导下经直肠或经阴道放射性粒子植入术

（一）适应证

1. 术后或放化学治疗后复发的盆腔实体肿瘤（包括子宫、直肠、膀胱的恶性肿瘤）。

2. 不愿手术或存在手术禁忌证(绝对禁忌证),无法实施手术者。

3. 预计生存期大于6个月,有明显疼痛症状,不适合其他方法治疗者。

4. 肿瘤孤立局限,直径≤5cm。

5. 经腹部没有穿刺路径的患者。

(二) 禁忌证

1. 肿瘤过大或肿瘤深在,超声图像显示不完全或不清晰者。

2. 肿瘤较大且侵犯邻近骨组织者。

(三) 术前准备

术前由放射治疗科医生对患者及其家属进行病情分析,选择最佳的穿刺路径,签署手术知情同意书,进行术前必要的实验室检查,如血常规、出凝血时间等。选择经直肠穿刺的患者需做肠道准备,穿刺前口服3天肠道抗生素。女性患者还可选择经阴道穿刺。

(四) 仪器探头

中高档彩色超声仪,配有5~7MHz端扫式直肠探头以及配套的穿刺引导架,探头及引导架消毒后备用。

(五) 体位

一般选择左侧卧位,曲腿抱膝。还可根据情况选择其他体位,如膀胱截石位。

(六) 消毒、麻醉

经直肠穿刺者采用碘伏以肛门为中心消毒。经阴道穿刺者采用碘伏做常规消毒。经直肠或阴道穿刺均无需麻醉。

(七) 粒子植入

在超声引导下,经直肠或经阴道穿刺,将植入针插入肿瘤深方,每退针1.0cm就植入一颗粒子,直至退出肿瘤。然后按照针距1.0cm继续布针和植入粒子,直至粒子均匀分布于整个肿瘤内。

(八) 注意事项

1. 通过直肠壁或阴道壁插入植入针时,进针要快,避免划伤直肠壁或阴道壁。

2. 布针结束后及退针过程中,应注意固定好植入针,以防止植入针误移。

3. 植入的粒子应距离直肠壁或阴道壁0.5cm以上,避免造成放射性直肠炎或阴道炎。

(九) 并发症

放射性直肠炎或放射性阴道炎、便血等。

五、超声引导下全身浅表恶性肿瘤的放射性粒子植入术

(一) 适应证

1. 头颈部及其他表浅部位恶性复发性或转移性肿瘤。

2. 肿瘤局部晚期、病变过大无法手术切除的。

3. 由于心脑血管疾病或其他疾病无法耐受手术切除。

4. 术后残留或复发无法再次手术的。

5. 放射治疗后复发的。

（二）禁忌证

1. 肿瘤部位存在活动性出血、坏死或溃疡。

2. 病灶范围广泛。

3. 肿瘤已广泛全身转移。

4. 一般状况差，预计生存期小于6个月。

5. 凝血功能障碍或患有血液病的患者。

（三）术前准备

术前由放射治疗科医生向患者及其家属进行病情分析，术前解释以及签署手术知情同意书等，并进行术前必要的实验室检查，如血常规、出凝血时间等。

（四）仪器探头

中高档彩色超声仪，可根据情况选择3.5MHz凸阵探头及配套的穿刺引导架或者6~12MHz高频线阵探头。

（五）体位

根据肿瘤的部位、大小、肿瘤与周围组织的关系等选择粒子植入术式、植入针路径以及患者体位。体位选择以操作方便、患者舒适为宜。

（六）术前定位

术前先对穿刺部位做粗略定位，用记号笔标记。然后以标记处为中心进行消毒。消毒后再用消毒探头做精确的体表定位。

（七）消毒、麻醉

以标记点为中心做常规消毒。麻醉多采用利多卡因局部麻醉，以标记点为中心向皮下做放射状麻醉。

（八）植入粒子

植入粒子前，先将粒子植入针插入肿瘤深方距肿瘤边缘0.5cm处，然后每退针1.0cm就植入一颗粒子，直到退出肿瘤。所有过程均在超声监视下进行，必要时应用彩色多普勒超声进行监测，防止粒子植入血管。

（九）注意事项

1. 对于表浅或即将破溃的肿瘤，植入针插入时应先经过一段正常组织，避免直接插入肿瘤，以防止针眼因放射性炎症不愈合，造成粒子外移，影响治疗效果并造成放射性污染。

2. 布针时，植入针要固定好，以防粒子推入过程中误移植入针，造成种植不准确。

3. 肌肉内或肌肉间肿瘤粒子植入后，应嘱咐患者减少患病部位的活动，避免粒子移位或外移。

（十）并发症

局部可因放射性炎症引起伤口不愈合，粒子外移。

（冉维强　葛辉玉）

第三节　磁共振引导放射性粒子植入技术操作规范

一、概要

磁共振信号特征依赖于氢质子饱和度和组织中化学键的类型，其图像中含有形态、物理和化学方面的特征信息；随着科学技术的发展，MRI 系统已成功地将图像引导技术推广到微创诊疗过程中，尤其是开放式 MRI 使患者在 MRI 内更舒适，患者能多方向进入磁场，在这种系统中，允许一位或多位医生进行手术操作并满足其术中需求，医生可方便地在磁体旁的空间完成活检、治疗或手术过程，MRI 在引导微创手术操作、监测、诊断和治疗的控制方面具有特殊优点。使用 MRI 引导操作或提供术中控制减少外科治疗损伤已成为新的趋势。研究证明 MRI 影像引导穿刺活检、物理与化学性消融等操作临床应用可行，并进行了用于冠状动脉造影和冠状动脉支架的植入方面的研究。近年来，改良的磁共振硬件与升级的计算机超强能力都促使磁共振成像速度和成像质量达到一个完全崭新水平，MRI 的多方位成像、清晰的软组织对比、区域三维（3D）成像、准确的器械示踪、温度和流向敏感、无 X 线辐射等优点结合快速软件、创新序列如匙孔（keyhole）成像、局域灌注等技术的应用和开放式进入使 MRI 成为近似实时的微创诊疗引导设备。

磁共振介入技术是指在磁共振成像引导和监控下利用磁共振兼容性设备进行的微创性诊断与治疗的手术介入操作，是具有前景的微创性无放射损伤的诊疗手段之一。低场磁共振引导下的介入技术相对较早地应用于临床，近年来，高场磁共振介入业已得到发展。磁共振介入需要快速成像技术。MRI 引导下的微创性诊断（获得病理组织学及细胞学结果）与治疗的手术；是指将 MRI 用于引导治疗而非完全性诊断的一项新技术。MRI 融介入诊断和治疗与 MRI 技术于一体，具有其他的引导手段（如 CT、US 等）不可比拟的优势：① MRI 有更好的软组织对比度，明确显示和分辨与病变相邻的重要血管和神经，了解病变和相邻组织的特性；②可显示和分辨出 CT 平扫时难以显示的等密度病灶；③ MRI 扫描可提供多平面图像，不仅在横轴位，还可在冠状位及斜位引导穿刺活检；④ MRI 可显示被治疗组织的药物弥散、灌注和病变温度变化等功能性改变，有利于监控介入性治疗；⑤不用对比剂即可显示血流信号，在血管内介入治疗方面也有着广阔的前景；⑥无放射性损害。随着开放式磁场的不断改进（如专用于颅内介入的局部小磁场）、各种超高速扫描序列的开发和各种磁兼容性更好的器材的发明，使得 MRI 日益得到发展，从而成为当今介入医学中的一大热点。目前，MRI 已成功应用于全身各系统病变的诊断和治疗领域。

磁共振微创诊疗中采用的是理想的导航技术，系统的组成主要有 5 个部分：①专用于微创的磁共振系统与线圈；②实时导航设备，是完善操作并保证微创过程安全性和准确性的关键部分；③微创治疗总控制台及显示设备，保证手术者可以瞬时了解手术信息并传达指令；④磁共振兼容治疗设备与手术器械；⑤磁共振兼容性监护设备。

目前，几乎所有的生产商都能够设计和生产可用于微创的 MRI 系统。该系统场强为

0.064~2T。磁体的外形从完全封闭到开放。通常，MRI 系统是一个磁场均匀性与患者可接触性之间的平衡，外形越一致、场强及磁场均匀性越高，患者的可接触性就越差；反之亦然。MRI 诊断医师可较容易地接受这种折中，但从微创的观点来看，还不尽如人意。

该系统大致可分为 4 种类型：①封闭和短孔磁体，通常场强为 1~2T；②开放式立方形水平双平面磁体，场强为 0.7~1.0T；③开放式 C 形水平双平面磁体，场强为 0.2~0.5T；④垂直和水平通道混合式磁体，场强为 0.5T。

二、临床应用范围

目前的磁共振介入的临床应用已较广泛。

1. MRI 引导下经皮穿刺活检及囊肿、血肿和脓肿的抽吸引流　MRI 在引导穿刺活检中的作用明显优于 CT 等其他影像设备。开放式 MRI 引导下的经皮穿刺活检已开始广泛应用于全身各个系统。

2. MRI 引导下的实体肿瘤消融治疗　定位准确的热消融技术使消融在肿瘤治疗上越来越普遍。MRI 成像能够监测肿瘤或其他病理组织的热消融时的温度变化。温度变化可用温度敏感序列的场回波 T_1 加权序列、扩散成像或波谱成像来测量。磁共振兼容氩氦低温冷冻手术系统冷冻形成的冰球在 T_1WI 和 T_2WI 均呈低信号，而邻近正常组织的显示不受影响，操作者可以根据需要做三维成像，选择最佳的位置显示病灶、冰球的大小范围及两者的相互关系，引导穿刺准确，成功率高。

3. MRI 引导下的切除手术　应用磁共振导引与监控技术，肿瘤切除时的 MRI 监测有助改善临床结果，MRI 图像可检查到可能被手术医生忽略的残留的肿瘤，根据所使用的参数和肿瘤类型的不同，50%~86% 的脑肿瘤可被切除。可能的出血也可以用梯度回波序列来检查。

4. MRI 引导肿瘤内局部或区域性 ^{125}I 放射性粒子近距植入治疗术　癌症组织间放、化学治疗是将放射源与抗肿瘤缓释植入剂植入肿瘤之内或其附近受肿瘤浸润的组织中，包括扩散淋巴结内治疗癌症的一种方法。磁共振引导与监测下治疗人体各器官实体恶性肿瘤的 ^{125}I 放射性粒子植入术是将影像学、肿瘤外科学与癌症放射化学治疗学相结合的新的边缘科学——血管外微创性介入放射治疗学。目前，该技术已成功应用于脑瘤、肝癌、胰腺癌、肾癌、前列腺癌、腹膜后恶性肿瘤、盆腔恶性肿瘤、肺癌、甲状腺癌以及骨源性癌症等的治疗。

三、磁共振兼容（magnetic resonance compatible）性器械

磁共振兼容的介入设备和器材应符合磁共振使用环境标准设计，使用磁共振兼容特殊防磁材料制造。磁共振兼容介入手术器械及附件，应符合 GB 15982-2012 和 GB/T 16886.5-2003 的相关规定，同时能满足磁共振引导介入手术要求，完成穿刺活检、引流、肿瘤消融、血管腔内介入治疗等，并能保证患者在整个扫描诊断及介入手术全程中的安全。

（一）磁共振兼容穿刺针

磁共振穿刺针必须是磁兼容性材料组成，是由镍、铬、钼、钶、铁和碳等按比例组成的合

金器械,不同成分制成的穿刺针可影响穿刺针直径伪影的大小。磁共振兼容性穿刺针均为被动显示设计,即穿刺针是通过它本身的磁敏感性伪影来显示和定位的,它表现为一种线形信号缺失。穿刺针(needle)为最基本的介入器材,有用于血管与非血管之分。在磁共振微创手术操作中主要采用非血管性用途穿刺针,又分为软组织穿刺针与骨骼穿刺针(钻)。

1. 按照作用目的分类

(1) 穿刺针可直接穿入肿瘤或囊腔做抽吸、冲洗、引流、活检或消融等诊断与治疗,也可用于打开皮肤与血管的通道或颅脑、胆管、泌尿道、胃、脓腔与囊腔等组织,然后引入导丝、导管、引流管等进行治疗。

(2) 粒子插植针,多为 MRI 兼容性 18G 带刻度穿刺针,用于经皮在肿瘤内植入 ^{125}I 种子源,行肿瘤组织间放射治疗。

(3) 消融电极针,包括射频消融电极针、微波固化电极针以及氩氦刀磁兼容性穿刺套管针。通常为 14~16G 带刻度穿刺针,经皮穿刺后,射频消融电极针可以打开子电极针,利用热凝固蛋白的原理,对肿瘤组织进行消融治疗。

2. 按照结构组成分类

(1) 一部件前臂穿刺针:针由非铁磁性镍或钛合金材料制成,针尖锐利呈斜面,针柄部分可有不同形状,便于穿刺时握持和控制针的进退。针柄内腔光滑呈漏斗形,以便于插入导丝或内置探针。针长 8~15cm,常用的外径为 14~18G。常用于皮下较表浅部位软组织病变的穿刺诊疗。

(2) 二部件套管针:由外套管(鞘)和针芯构成。有两种类型,①针芯平钝,套管端尖锐,呈 45° 斜面,针芯稍短于外套管,如 Chiba 针;②针芯尖锐,外套管头端平钝,针芯露于外套管之外,如 MReye@ Chiba 活检针。针长 10~20cm,针径 12~23G,针柄内腔光滑,呈漏斗形。

3. 按规格大小分类 穿刺针外径以号(gaue,G)表示,如 18G 或 16G,号愈大,针外径愈小。应根据患者年龄、部位、病变大小不同选择不同穿刺针。

(二) 监护设备

磁共振兼容监护仪,专用性磁共振兼容监护仪 Maglife C Plus 提供了在磁共振影像监测和磁共振微创手术中对高危患者的安全监测,采用光学传感器(不含铁)、RF 屏蔽,不会对患者产生危险,也不会被 MRI 所影响,更不会影响 MRI 系统和图像质量,大屏幕彩色 TFT 显示,易于观察,对角线长 26.4cm,背光显示,5 通道显示,所有的临床参数可以用特别的颜色显示,使得可以从远处观看,由无线电发射、核磁和电磁引起的干扰问题可以完全解决,磁共振影像质量不受影响。

四、磁共振图像引导与导航

医用导航是应用于定位和控制体内外医疗器械操作的过程。自从 20 世纪 90 年代术中 MRI 概念出现以来,MRI 介入操作的导航系统极利于帮助恰当的轨迹勾画,安全地体内器械调节,并且精确靶定病变区域。在经皮微创诊疗方面大多数 MRI 导航系统已被临床应用于几乎人体所有部位。磁共振图像引导与导航具有无电离辐射、高对比度分辨率、高空间分辨力、高时间分辨力、多平面三维成像能力、对流动的敏感性及对温度的敏感性、功能成像等优点，其导航方法与设备正处于高速发展时期，现有的常见磁共振图像引导与导航方法如下：

1. 自由手导引　使用手指在病变体表处进行标记。穿刺点通过手指标定技术来确定。第一视角的扫描平面经调整包括穿刺点和靶点，然而第二视角被定义为垂直第一视角。这种方式具有快速、可靠及安全的特点，但需要技术人员和介入医生之间有很好的沟通配合。为消除交互扫描平面调节的需要。

2. 采用体表定位器

（1）将 MRI 对比剂灌满栅栏管状结构，间距 1cm，固定于长胶布上制成栅栏管定位器。使用时将栅栏格框架放置在患者身旁、准备穿刺区域来获得定位图像，使栅栏条纵形与身体长轴一致，先进行磁共振扫描，然后根据病灶所在床位及所在栅栏的位置进行定位，确定穿刺点、进针角度及深度。

（2）使用在磁共振图像上能显影的具有标准尺寸的网格状体表标志物进行定位。高场开放式磁共振扫描仪提供了一种在开放性和诊断性成像之间较好折中选择。例如在山东省医学影像学研究所、德国柏林、马格德堡及克隆的大学内均有一台 1.0T 开放式磁共振（Panorama HFO，Philips Healthcare；）用于各种实验和临床性介入操作，像脊椎注射（Streitparth，et al.2010）、肝活检和近距离放射治疗（Fischbach，et al.2011；Ricke，et al.2010）、经皮肾造口术（Fischbach，et al.2011）、骨样骨瘤的热消融及乳腺病变的导丝定位与鱼肝油网格状标志物定位。

3. 磁共振透视　通过提高 MRI 设备的性能，缩短成像时间，如 SENSE 技术属快速成像技术，可使成像时间减少一半，甚至更少。从而，实现实时成像和 MRI 透视。开放式 MRI 机扩大了操作空间，以每秒 20 帧的速度连续成像行实时 MRI 透视，有利于 MRI 导航微创技术的操作。进针点的定位是 MRI 导向微创手术中经常遇到的问题，最简单的办法是利用 MRI 固有的“透视”选项将医生的手指与透视图像平面中患者的位置相对应。目前高场宽孔径扫描仪是诊断性磁共振检查的主要平台。1.5T 和 3.0T 扫描仪均可从大多数制造商中得到，更新的样式似乎已经克服了许多先前在扫描器性能上的限制。尽管这些设备主要设计为适应肥胖患者，提高患者舒适度及减少幽闭恐惧症，但其也可以有效地用作介入操作平台。宽孔径较好地适应了患者、医疗工具及设备，介入操作中采用较长的穿刺针或工具时也可以实时扫描，透视性磁共振引导下提供了操作器械的选择。然而，这些选择也将依赖于磁体长度和操作者手臂伸及的范围。

4. 光学引导系统　由红外线导航相机、器械示踪器、设备示踪器、标定模型、控制平台、磁共振兼容电源、磁共振兼容通讯电缆、磁共振兼容滤波套件、导航功能软件、手术规划软件等组装成的，通过光学相机追踪器械位置与方向并与 MRI 图像实时融合的导航系统。持针板上有 4 个固定的发光二极管，其空间信息用于确定手握器具的走向，确定手术器械末端距离靶位的情况。成像所显示的平面为器具（穿刺针等）的长轴面，可以实现实时更新图像，并将空间信息送至工作站，指示 MR 软件对所选平面成像。穿刺过程中穿刺针和病灶位置以及周围结构基本能实时显示在屏幕上，能让手术医生实时了解在进针方向是否正确、并避开血管，保证了穿刺的安全性。

5. 多种影像图像融合　X线、CT、超声、MRI等多种影像采集手段的融合进行导航与监控。操作导引和导航系统需要多点采集的数据或有效并安全的成像方式。先进的特点如多模式叠置图层和可视性增强方式更为重要。19世纪20年代需要特殊硬件和研究工作来实现简单的特征，例如多平面重建和3D显示，现今运行于标准个人计算机的处理或商业化获得。其他先进模式的例子如磁共振与X线、超声或腔镜技术的结合。介入性磁共振中操作器、驱动器及机器人设备的使用在不断增加。着眼于从传统的立体定向术到现今导航系统的演进，机器人技术使用的出现在介入性导引配置的发展中是一种自然的过渡。

五、磁共振微创常用的快速成像序列

磁共振导航微创扫描序列的目的就是尽可能的减少扫描时间并保证必要的影像质量，各种不同扫描序列如同常规磁共振图像一样，FE（GRE）序列、CBASS（true-FISP，完全性平衡稳态梯度回波2D，3D）和FSE T_1WI、T_2WI（快速自旋回波）是基本序列。

1. 场地回波（field echo，FE）序列　为了迅捷观察穿刺针，FE（TR/TE 60/7sec，matrix 270×270，slice 5层，8mm层厚，FOV 300×300，acquisition time 18sec）总是第一选择。60°反转角FE序列的组织信号衰减较明显，同样这些组织在T_1WI序列中也表现为低信号（例如背部的肌肉组织），即使是较小反转角度的FE序列，组织对比度也不是纯粹的T_1WI图像。长TR的FE序列的组织对比度较好，且3层扫描层面序列与5层或7层序列的组织对比度也不同。只有一层和很短TR/TE与FA的快速场地回波的对比度类似于T_1WI图像。当穿刺针的进路确定后，这些序列专门用来快速显示针道轨迹。

2. 完全性平衡稳态梯度回波（completely balanced steady state，CBASS）序列　CBASS 3D（TR/TE 3.8/7.7sec，FOV 380×380，matrix 160×160，slice 7层，5mm层厚，acquisition time 28sec）序列是一种梯度回波稳态序列，所谓稳态序列即在整个序列运行过程中横向纵向磁矢量始终保持在一种稳态平衡状态，稳态序列的基本条件应为TR明显短于组织T_2弛豫时间，稳态序列属于一种通过梯度场作用使相位重聚的短TR梯度回波序列。与其他多数稳态序列相同，当翻转角较小时，以质子密度表现为主。值得提出的是CBASS与T_2加权序列完全不同，对中等T_2和短T_1（如流体）弛豫时间组织与长T_2和长T_1（如液体）弛豫时间组织表现为相同信号强度。与常见稳态序列相比CBASS具有更好的信噪比，且对流体运动不敏感，并能在脑脊液等液体与其他组织之间形成良好的对比。CBASS对脊椎扫描具有较明显的优势，由于其信噪比即组织分辨能力均较高，因此可更清晰地显示椎体、椎间盘、椎管及脊髓形态、信号以及与周围组织器官的关系，在腰椎扫描尤其冠状位扫描时可清楚地观察到马尾神经形态、走行及椎管、椎间孔的位置关系，由此进一步扩展了磁共振观察脊柱的范围，并提高了磁共振对脊髓疾病的诊断准确性。由于CBASS序列对流体不敏感，因此不会有在T_2加权像出现的脑脊液搏动伪影。CBASS序列即具有常规T_1加权像一样的高组织分辨力，又具有常规T_2加权像对病理组织内水分敏感性高的特点，因此能够更准确地判断病变位置及病灶与周围正常组织的关系。CBASS也是一种梯度恢复回波技术，对任何微小磁场改变的敏感性与 FE 序列相似。如果采用的穿刺针导致这一区域磁场稳定状态破坏，伪影的体积便会增大。当观察一个靶目标而它的 T_2/T_1 比较大，如脂肪组织和类似于脑脊液的液体组织时，采用 CBASS 序列为佳。CBASS 序列与 T_2WI 加权序列不同，一些病变区在 CBASS 图像上是无法发现的，而在 T_2WI 图像上表现为高信号。二维和三维 CBASS 序列在神经根 / 丛阻滞与毁损术中均能清楚有效地显示神经根和穿刺针。包绕神经根周围的脂肪呈高信号，神经根呈略低信号。穿刺针的伪影在 CBASS 序列图像被中度夸大，但这正是此序列的优势，因为穿刺针太细（通常应用 20G 或 22G）难以被显示清楚，通过采用此种序列扫描，便于术者快速辨认和明确穿刺针的空间位置。由于过细的穿刺针容易弯曲，常常需采用二维或三维 CBASS 序列重复扫描两个交互垂直方位层面。

3. 快速自旋回波序列　FSE（matrix 169 × 256，FOV 300mm^2.T_1-weighted imaging：TR/TE 380/18sec，acquisition time 24sec；T_2-weighted imaging：TR/TE 4250/80sec，slice 5 层，8mm 层厚，acquisition time 24sec）每次激发使用多个 180° 脉冲。在一次重复时间（repetition time，TR）内，可在 K 空间内采集数个剖面图（Profile）。采集时间明显缩短，尤其是长 TR 序列，可在一次屏息中完成分辨力较好的 T_2 加权图像的采集。快速自旋回波序列 T_2 加权图像与常规自旋回波序列 T_2 加权图像间的主要差别是，前者显示脂肪组织呈高信号强度和图像有些模糊。随着回波链的加长，这种图像模糊度增加。当在一次 TR 中完成所有回波的采样时，可获得最快速的自旋回波序列，但由于 T_2 的衰减使得激发脉冲后较晚获取的回波信号逐渐减弱，所以图像的信噪比低。另一种缩短成像时间的方法是仅采集比一般稍多的剖面图数据。然后根据 K 空间的对称性可计算出另一半原始数据。为了能修正 K 空间第一半数据采样中可能产生的相位错误，必须采集 50% 以上的剖面图。因为另一半的原始数据是通过计算得来的，而不是零替代，所以图像的分辨力不变，但信噪比降低。由于序列的参数在微创操作过程中不便于进行快速更改，因此应设计两个可通用于各种部位微创操作的标准快速自旋回波序列。两个序列的差别仅是相位编码方向不同。这样就可通过简单的改变频率和相位编码方向，来改变穿刺针伪影的大小。由于微创操作的区域通常不是方形的，有必要在两个不同序列均使用矩形 FOV，在没有包裹伪影前提下最佳的利用小 FOV 的优点。当需要行注射对比剂了解细微的解剖结构时，FSE T_1 加权图像是一个最好的选择。然而在低信号的肌肉组织中，呈低信号直径纤细的穿刺针常常难以发现，也就是说，穿刺针在 FSE T_1WI 加权图像上形成的轨迹伪影最小，这也是为什么穿刺开始时不选择此序列的缘故，但其对术后穿刺轨道的确认是一个很好的序列。

六、磁共振引导介入操作

（一）适应证

病变部位的穿刺活检、穿刺引流、肿瘤消融、放射性粒子植入、局部神经阻滞、椎间盘切吸、经导管化学治疗栓塞等；特别是其他影像导引手段难以完成的介入操作。

（二）禁忌证

严重心肺肝肾功能障碍患者；严重感染或败血症患者；全身状况差、恶病质患者；穿刺路径感染，不能避开；恶性肿瘤晚期全身多处转移、预期寿命极短且无治疗价值患者；神志不清或无法配合检查和手术患者；出、凝血功能障碍患者；体内永久性存在金属器械等患者，如心脏起搏器、人工金属关节置换后等；体内远处存在金属，虽不影响操作，但可能导致局部过热，需谨慎使用磁共振引导下微创介入治疗；幽闭恐惧症患者。

（三）医院及人员资质

1. 医疗机构基本要求　医疗机构开展磁共振介入诊疗技术，应当与其功能、任务相适应。二级甲等以上医院，具有卫生行政部门核准登记的相关诊疗科目。

2. 必须具备由国家食品药品监督管理局批准用于临床治疗的磁共振介入设备。配备多功能监护仪，在诊疗过程中能进行心电、呼吸、血压、脉搏、血氧饱和度监测；能够进行心、肺、脑抢救复苏，有氧气通道、麻醉机、除颤器、吸引器等必要的急救设备和药品。

3. 具备与开展该技术相应的手术室用房等设施条件，消毒和无菌条件应符合相应管理标准。

4. 有至少2名具有磁共振介入诊疗技术临床应用能力的医师，有经过磁共振介入诊疗相关知识和技术培训的其他专业技术人员。

（四）术前准备

1. 完善术前检查，明确术前诊断，行相关影像学检查。

2. 完善血常规及血型检查。

3. 完善肝肾功能检查，完善心电图、胸片等检查，了解心肺功能。

4. 完善出、凝血功能检查。

5. 术前谈话，由术者或第一助手向患者及其家属详细说明手术过程和可能出现的并发症及意外情况，并签署有效的手术同意书；如需全身麻醉，如静脉基础麻醉或气管内麻醉者，应由麻醉科医生予以谈话和签署麻醉同意书。

6. 必要时备血待输。

7. 较焦虑患者术前一晚可予以安眠镇静药物，术前30分钟可予以肌内注射抗组胺类及镇静类药物等；如需全麻或者静脉基础麻醉，则由麻醉科医生予以麻醉前诱导药物使用。

8. 胸、腹部或盆腔脏器手术，术前应禁食水6~8小时，予以静脉留置针建立静脉通道，予以补液，盆腔手术患者需在术前1天晚上进行清洁灌肠。

9. 预计手术时间较长者，需留置尿管。

10. 术前详细研究患者影像学资料，可应用相关的导航或者治疗计划系统进行术前规划，以便手术良好进行。

11. 用于介入治疗的磁共振系统及各种相应导引系统的准备和调试，并做好消毒准备；根据患者疾病部位、体型大小提前准备所需线圈并进行调试及消毒，手术中所需磁共振兼容性器械等准备和消毒等。

12. 术中所需药物准备　如局麻药、止血药、止呕药、解痉药等需在手术室内常备。

13. 消毒的^{125}I放射性粒子，所需粒子数依据TPS软件指导确定。

14. 术前TPS计划　包括：①根据CT或MRI勾画PTV；②将粒子活度及PD输入TPS

计算植入通道和粒子数;③计算等剂量曲线;④导出术前 DVH 图。

(五)术中操作流程

1. 扫描 根据术前影像学检查,进行术前预估手术方式,确定最佳手术体位,以便扫描及手术,进行所需处理病变的磁共振预扫描,以确定手术路径和范围等,应用光学或其他导引系统进行手术路径的预估。

2. 定位 常规消毒铺巾后,以利多卡因等局麻药物进行穿刺路径的局部浸润麻醉(部分特殊患者可行全身麻醉等)待麻醉起效后,以合适的磁共振兼容性穿刺针或其他器械进行穿刺或其他微创介入操作,并以相应磁共振扫描序列[如 CBASS(completely balanced steady state)、FE(Filed echo)或 FSE(fast spin-echo sequence)等序列]进行扫描以确定穿刺针的位置,以期调整至理想位置;如需磁共振增强扫描,可在注射磁共振对比剂后使用 THRIVE(T_1w fat-saturated 3D high-resolution isotropic volume examination sequence) 或 T_1 FFE(T_1-weighted spoiled gradient echo)等序列,以更好地显示病变和治疗范围。

3. 操作 患者依术前影像学及术中预扫描所见,确定体位;选定穿刺层面,并以色笔标识进针点;进行一组 5~7 层的标准体位和方向扫描,如横断、矢状位或冠状位等,以明确靶病灶及其范围;做皮肤小切口,将 MRI 兼容的穿刺针或者消融针固定在光学导引系统或其他导引系统内,根据预扫描所测定的角度及距离等进针,依据导引系统或 MRI 实时图像进行调整进针方向、角度和预计处理范围,以达到最佳位置和达到最佳治疗效果;完成穿刺或消融等处理后,须再次行 MRI 扫描来确定病变治疗范围和坏死程度等,必要时行增强扫描;穿刺部位需加压包扎,返回病房后需平卧 4~6 小时,密切监测生命体征;腹部、盆腔手术患者必要时术后仍需禁食 6~8 小时。

4. 监控和评估 MRI 透视具有快速采集、重建和显示三维图像能力,可用于监控 MRI 导引下微创。

(六)介入治疗的过程

采用MRI的温度监控技术来监测MRI导引消融的范围和坏死程度;必要时可以在术中、后注射对比剂观察病灶的血供情况等;术中 MRI 可提供实时影像学图像。可分析病变切除范围、周围组织有无出血,还可以提供 fMRI、MRS、MRA 及 DWI 的功能成像。尤其适合于神经外科手术。

(七)术后复查

术后拔除穿刺针或消融针等微创介入器械后,再以相应 MRI 序列进行常规扫描复查,以确定有无出血或其他急性并发症必要时注射对比剂对微创介入病变进行治疗范围和坏死范围等监测。

(八)并发症处理

1. 出血 穿刺部位需加压包扎,如出血加重可予以止血药物;局部血肿继续增大,需联系外科急诊处理;病灶内部出血,须密切监测生命体征及血常规改变,予以止血药物处理,必要时行积极止血处理,如介入手术止血或外科手术止血。

2. 疼痛 大部分疼痛可自行缓解。如疼痛加重,首先需排除治疗病灶出血破裂等可能。如排除上述严重并发症，可加用镇痛药物。

3. 气胸　胸部疾患行 MR 导引下微创介入治疗（如经皮肺穿或肺内肿物消融术等）易发生气胸。气胸量在 15% 之内不用做特殊处理，回病房后予以中高流量吸氧，必要时可加用抗生素预防感染。如气胸量较大，且伴有呼吸困难、气促等不适，或者患者肺功能较差，则须行闭式引流术或手术床边抽气等。

4. 脑血管痉挛　血管痉挛可出现一过性神经功能异常，如失语、偏瘫、癫痫。预防的方法有尽量减少对脑血管的刺激；操作熟练，尽可能在短时间内完成。如发生脑血管痉挛，可静脉推注罂粟碱 10~15mg，尼莫地平 100mg/24h 静脉滴注维持。

5. 感染　需严格依据症状及血常规来判定有无感染，并严格按照抗生素使用原则，依据药敏结果来逐级使用。

6. 冷休克　冷冻消融术中后需及时保暖，注意穿刺部位保暖，以免产生局部冻伤。冷冻消融后血小板下降：冷冻消融后部分患者出现血小板下降，可能机制为冷冻部位组织的局部 DIC。术前后需密切关注血小板改变，如血小板下降致 $20 \times 10^9/L$ 以下，则需急诊输注血小板；$(20\sim50) \times 10^9/L$ 如有出血倾向，也需输注血小板，$(50\sim100) \times 10^9/L$ 可应用血小板生成素（thrombopoietin，TPO）类药物直至血小板升至 $100 \times 10^9/L$ 以上。

7. 粒子植入后处理　患者必须穿着辐射防护服，入住辐射防护病房。医务人员进行日常医疗活动时，需进行必要的辐射防护。另需对患者家属进行辐射防护的宣教工作。

（李成利）

第四节　SPECT/CT 引导放射性粒子植入技术操作规范

目前，经超声、CT、MRI 引导下经皮穿刺植入 ^{125}I 粒子已广泛应用于临床中。而 SPECT/CT 的不断发展，也引起人们的重视，并逐渐应用于 ^{125}I 粒子植入当中，并发挥了核医学方面的优势。SPECT/CT 是将 CT 与 SPECT 有机融合在一起形成的 SPECT/CT 新型分子医学影像设备，同机 CT 应具有诊断价值的 16 排 CT，具备了一般 CT 的功能。SPECT/CT 实现了功能代谢显像与解剖的同机融合，在此基础上的病变定位和定性诊断更准确。近年来在粒子植入工作中发现，在某些情况下如中心性肺癌伴发阻塞性肺不张的患者，常规 CT 平扫和强化往往不能够从不张的肺组织内准确地勾画出肿瘤的边缘，有时只能凭经验勾画肿块的范围，使制定准确的 TPS 计划受到明显的影响。而利用核医学显像剂，运用 SPECT/CT 行肿瘤阳性显像及断层融合显像，提供肿块原发灶、区域转移及远处转移灶的解剖及功能信息，提高诊断的准确性、敏感性和特异性，优化了 TPS 计划。术后运用 SPECT/CT 对 ^{125}I 粒子植入术后患者进行疗效评价，能够较好的区分肿瘤坏死及残留灶，为进一步的治疗提供依据。

一、术前 SPECT/CT 扫描规范

进行术前 SPECT/CT 扫描的目的是为了获取肿瘤的功能及解剖信息，并将这些信息传输给 TPS 计划系统，进行术前 TPS 计划，制定最适宜的手术方式，估测可能出现的并发症并

进行积极预防准备及处理措施。

1. 核素肿瘤阳性显像明确肿瘤范围　首先运用SPECT/CT对患者行肿瘤阳性显像及断层融合显像，利用核素显像剂对肿瘤的特异性明确肿瘤的范围，为制定准确的TPS计划提供必要的信息。扫描采用SPECT/CT三维融合显像，以清晰定位肿瘤的位置、大小、形态，为靶区的勾画明确范围。

(1) 显像剂：较常用的显像剂主要有两种：201Tl和99mTc-MIBI。据文献报道，Tl能使肿瘤浓聚，所有可用于201Tl进行亲肿瘤阳性显像，并且在鉴别治疗后残存的活性肿瘤组织、局部复发与坏死方面有一定优势。99mTc-MIBI也是常用的亲肿瘤显像剂，肿瘤病灶的血流量增加和毛细血管通透性增加导致MIBI摄取增加。目前，由于加速器的限制，201Tl显像在国内基本应用受限，99mTc-MIBI显像是国内最常用的亲肿瘤显像。

(2) 肿瘤范围的判断：肿瘤阳性显像是利用肿瘤对特定核素显像剂的特异性摄取来判断肿瘤的活性，通过肿瘤对显像剂的摄取明确肿瘤的活性范围，结合SPECT/CT融合显像能够好地勾画肿瘤的范围，为术前制定TPS计划提供更准确的数据。

(3) 肿瘤阳性显像扫描条件：采用SPECT/CT低能通用型准直器，采集矩阵为128×128，放大倍数为1.0，单幅图像采集10秒，采用3度一帧的采集方式，共采集360°，能峰使用对应药物能峰值。

(4) 扫描设备：美国GE公司Discovery NM/CT670。

2. 增强扫描　对于亲肿瘤阳性显像不敏感的肿瘤可再行增强扫描。运用SPECT/CT的的CT系统常规行三期扫描（动脉期、静脉期、平衡期），能够清晰显示肿瘤及周围正常组织器官的供血及血管分布情况。

增强扫描条件：层厚≤5mm；螺距1.375∶1；扫描方式：螺旋扫描。

二、术中SPECT/CT引导规范

术中SPECT/CT引导是为粒子植入过程中提供穿刺针位置及植入粒子的信息，并进行TPS术中优化。

1. 术前准备　穿刺前，应反复对照增强扫描图像及三维融合肿瘤阳性显像的资料，确定血管等重要结构的分布及走形。

2. 定位　首先运用SPECT/CT的CT扫描功能进行全病灶扫描，根据TPS计划，初步确定穿刺位置、穿刺层面数、进针路线、进针角度、进针深度、植入粒子数目。

3. 扫描条件　层厚5mm，层间距5mm。

4. 扫描方式　采用轴扫描，连续扫描，更利于观察粒子。

5. 手术过程中，根据所获得的图像信息不断调整穿刺针，以期达到TPS计划的手术效果，并不断进行术中优化；观察粒子或针尖位置时，可采用单层扫描或连续扫描1~3层，减少患者及手术操作者的辐射。

6. 手术进行过程中，密切注意观察患者生命体征，并根据图像信息监视并发症（如出血、气胸、血胸、肿瘤破裂等）的发生。

7. 对于胸腹部等需要屏气的部位，穿刺时注意训练患者保持同一呼吸时相。

三、术后 SPECT/CT 扫描规范

术后常规进行 SPECT/CT 全身显像及断层融合显像，以观察粒子分布及有无粒子游走情况。

1. SPECT 扫描条件　采用 SPECT 低能通用型准直器，采集矩阵为 128×128，放大倍数为 1.0，全身显像扫描速度为 20cm/min；断层融合显像单幅图像采集 15 秒，采用 3 度一帧的采集方式，共采集 360°。

2. CT 扫描条件　层厚 5mm，层间距 5mm。采用低 KV 及低 MA，以减少患者辐射剂量。

3. 扫描方式　SPECT/CT 断层融合显像。

4. 手术后通过断层融合显像观察粒子分布位置，有无粒子游走，并继续观察有无并发症的发生或者并发症的进展情况。

5. 术后进行 TPS 验证，将其与术前 TPS 计划对比，观察有无“热点”及“冷点”。对于冷点，如条件允许可即刻补充粒子或采取其他措施进行补救。

四、复查 SPECT/CT 断层融合扫描规范

术后复查 SPECT/CT 全身显像及断层融合显像，与术前、术中显像进行对比，以评价粒子植入术后的疗效。

1. SPECT 扫描条件　采用 SPECT 低能通用型准直器，采集矩阵为 128×128，放大倍数为 1.0，全身显像扫描速度为 20cm/min；断层融合显像单幅图像采集 30 秒，采用 3 度一帧的采集方式，共采集 360°。

2. CT 扫描条件　层厚 5mm，层间距 5mm。采用低 KV 及低 MA，以减少患者辐射剂量。

3. 扫描方式　SPECT/CT 断层融合显像。

4. 对比观察病灶大小及血供的变化，评判粒子植入术后的疗效。

5. 扫描设备　美国 GE 公司 Discovery NM/CT670。

（柳炳吉　戴锦朝）

参考文献

1. 胡效坤，张福君．CT 介入治疗学．第 2 版．北京：人民卫生出版社，2012：101-122.

2. 胡效坤，蔡宇明，刘巍，等．胸膜病变 CT 引导下不同穿刺活检方法的临床应用．临床放射学杂志，2003，22：143-146.

3. 胡效坤，王明友，刘文银．CT 导引下胸部穿刺术及并发症因素分析．中国 CT 和 MRI 杂志，2005，4：315-318.

4. 胡效坤，乔志正，梁克山，等．CT 导引下植入 ^{125}I 放射粒子治疗脑瘤的应用研究．中华神经医学杂志，2005，4：691-694.

5. 胡效坤,尹成彬,王绍奎,等. CT 导引下 [125]I 放射粒子植入治疗胰腺恶性肿瘤. 肿瘤研究与临床,2007,19:681-686.
6. 胡效坤,张开贤,乔志正,等. [125]I 放射粒子治疗脑胶质瘤 60 例报告. 中国微创外科杂志,2008,9:828-831.
7. 詹嘉,常才,陈悦,等. 超声引导下 125I 放射性粒子近距离治疗前列腺癌. 中国超声医学杂志,2011,27:444-447.
8. 贾莹,于晓玲,梁萍,等. 超声引导下 [125]I 粒子植入治疗腹膜后转移性淋巴结. 中国医疗设备,2013,12:24-27.
9. 李成利,武乐斌,吕玉波. 磁共振导引微创诊疗学. 北京:人民卫生出版社,2010.
10. George AK,Faranesh AZ,Ratnayaka K,et al. Virtual dye angiography:flow visualization for MRI-guided interventions. Magn Reson Med,2012,67:1013-1021.

第四章

放射性粒子植入治疗颅内肿瘤

第一节　概　　述

颅内肿瘤(Intracranial tumors)可划分为原发性和继发性肿瘤两大类。原发性肿瘤发生于脑组织、脑膜、脑神经、垂体、血管及残余胚胎组织,年发病率为7.8~12.5/10万人,种类繁多。NCCN指南所涉及主要是神经系统恶性肿瘤,包括低级别浸润性星形细胞瘤、少突胶质细胞瘤、室管膜瘤;高级别星形细胞瘤包括胶质母细胞瘤;颅内转移瘤、癌性/淋巴瘤性脑膜炎;原发性中枢神经系统淋巴瘤以及椎管内转移瘤。继发性肿瘤是指身体其他部位恶性肿瘤转移或者直接侵入颅内。如果仅仅从治疗的角度,可分为良性肿瘤、交界性(变形性)肿瘤、恶性肿瘤。良性肿瘤对人体的危害主要是占位压迫,交界性(变形性)肿瘤和恶性肿瘤除了占位压迫之外,还呈进行性生长,并可发生局部或远处转移,甚至对患者造成致命性伤害,传统治疗方法一般为内科保守如降低颅内压、外科手术切除、放射治疗、化学治疗等。

颅内肿瘤,尤其是交界性(变形性)肿瘤、恶性肿瘤、转移性肿瘤,是临床治疗的难点,虽然不断涌现出新的治疗技术和手段,但是,只有部分患者的局部控制率和生存期得到改善。内放射治疗属放射治疗的一部分,特点鲜明,丰富了颅内肿瘤的治疗方法,为其治疗探讨了新途径。

(胡效坤　刘士锋)

第二节　神经系统肿瘤治疗原则

最新版NCCN神经系统肿瘤临床实践指南包含以下几个方面的内容。

一、神经系统肿瘤手术治疗原则

在神经系统肿瘤的手术治疗原则方面,指南提出的原则很简洁:对于恶性神经系统肿瘤切除的最大化,与此同时保障手术并发症的最小化;以及对手术标本进行准确病理诊断。手术方式包括：对可切除的区域做病灶大块全切除，立体定向活检，开放活检以及肿瘤的大部切除，为明确了解手术切除范围，建议术后24~72小时内进行MRI检查。手术切除病变组织仍然是原发恶性脑肿瘤综合治疗中最重要手段。手术目的在于：①明确诊断；②减少瘤负荷，改善辅助放射治疗、化学治疗的结果；③缓解症状，提高生活质量；④延长无进展生存和总生存；⑤提供途径以便对肿瘤进行辅助治疗；⑥降低进一步发生耐药性突变的概率。对于非功能区肿瘤病灶而言，其手术治疗原则已成共识；但对于功能区肿瘤来说，其手术治疗原则一直是争论的焦点，主要就是在肿瘤切除同时如何减少手术对功能区的影响，最大限度地保留患者神经功能。

二、神经系统肿瘤放射治疗的原则

Walker等早在1978年已证实放射治疗能够明显延长高级别胶质瘤的生存期，此结果由于经过随机对照研究所获得，目前认为是很好的循证医学证据。放射治疗的目的是预防和控制胶质瘤的局部复发。肿瘤组织而非正常脑组织发生的“4Rs”（即修复、再分布、再氧合和再群体化）构成了常规分割放疗的理论基础。以伽马刀为代表的放射外科所起的作用多为补充和加强多分割普通放疗的作用。放疗处方根据不同类型的原发恶性肿瘤不同，一般为：总剂量60Gy，30分割，每分割2Gy；新近革命性的放疗技术调强适形放射治疗（intensity modulated radiation therapy，IMRT）能获得比传统三维适行放疗（3D-CRT）更高的靶区适形度，更好地保护靶区周围的正常组织，尤其对不规则形状的或有凹面的靶区和重要器官；2006年国际肿瘤放射生物学及物理学杂志报道IMRT与常规外放疗（EBI）相比，IMRT的疾病无进展存活时间PFS及总生存时间OS均明显高于EBI。在高级别胶质瘤放射治疗中，同时应用替莫唑胺进行同步化疗已列入指南，已有文献证明TMZ同步化疗时有放疗增敏作用。对于转移瘤而言，全脑放疗（WBRT）以及立体定向放射外科（SRS）均有其适应范围，指南已给予了较详细治疗路径的说明。

（胡效坤 刘士锋）

第三节 神经系统肿瘤放射性粒子治疗

一、适应证及禁忌证

（一）适应证

1. 无手术切除指征且未予治疗的、较小的大脑深部肿瘤，直径≤5cm。
2. 无法耐受或拒绝外科手术的原发交界性（变形性）肿瘤（1~2级）的初始治疗。
3. 无法耐受或拒绝外科手术的原发恶性肿瘤（3~4级）的初始治疗。
4. 恶性肿瘤治疗后（术后或放射化学治疗后）复发或残存病灶。
5. 单发或少发脑转移瘤。
6. 不主张手术完全切除后的预防性植入，但对于手术未完全切除的情况可补充植入粒子治疗，同样应遵循TPS计划。

（二）禁忌证

1. 严重出血倾向。

2. 全身衰竭或KPS评分小于60分。

3. 肿瘤弥漫或数量超过3个。

4. 肿瘤最大直径大于6cm或体积大于120ml。

5. 存在显著脑水肿或脑疝患者。

6. 有广泛室管膜下或脑膜转移。

7. 肿瘤累及脑干或基底神经节结构。

二、放射性粒子治疗剂量

1. 根据病灶部位和病灶范围确定处方剂量　肿瘤匹配周边剂量（matched peripheral dose，MPD）：单纯粒子治疗MPD为90~110Gy，既往曾行放射治疗MPD为80~90Gy。计划靶体积（PTV）为临床靶体积（CTV）外放1.0cm，同时勾画肿瘤周围危及器官，根据剂量体积直方图（DVH）得出肿瘤和危及器官的实际受量。V_{100}为达到处方剂量靶体积所占的百分比。

高级脑神经胶质瘤患者经过高剂量照射，肿瘤残存较少，可获得较好的预期效果，因此，对于高级脑神经胶质瘤，可提高处方剂量到110~135Gy。

2. 经粒子植入治疗计划系统（treatment plan system，TPS）根据影像学资料，进行三维重建，再结合CT、MRI和三维重建资料，确定肿瘤的大小、形态、位置、与大血管关系，选定穿刺点、设计进针路线、方向，模拟布源，画等剂量曲线。

3. 应该准确记录的参数　包括处方总剂量、剂量率、肿瘤最小剂量、处方剂量下的肿瘤靶体积百分比、肿瘤边缘1cm以外的正常脑组织所受最大剂量，以及粒子数、粒子活度、肿瘤体积、周围组织接受的总剂量和剂量率等。

（胡效坤　刘士锋）

第四节　颅内肿瘤放射性粒子治疗技术

一、术前准备

1. 患者准备　术前8小时禁食，4小时禁水，穿刺部位备皮，酌情应用止血、镇痛、镇静等药物。

2. 器械准备　专用穿刺针（可以在普通粒子植入针的基础上磨平尖端，以在穿刺过程中尽量不损伤血管和神经）、手动或者电动骨钻、与术前计划相匹配型号的钻头（2~5mm直径）。固定架（立体定向架或者头膜固定）。粒子植入枪、导针及装有粒子的“弹夹”等。均需提前消毒。

3. 一般手术器材　手术消毒包、手术缝合包、无菌手套、无菌注射器、手术刀片等。

二、操作过程

1. 麻醉方式　局麻或者静脉麻醉。

2. CT 引导定位方法　根据病灶不同位置和术前计划，选取适当体位，如俯卧、左侧卧、右侧卧、仰卧、斜卧等。扫描前用定位栅格贴于靶区对应皮肤大体位置，定位后做标记，常规消毒，铺无菌巾，局麻，扩皮，钻孔。

3. 植入过程　在确保安全的情况下，尽量采用多点，多层面进针，以尽可能满足“巴黎原则”的粒子植入要求（放射源呈直线排列，相互平行且距离相等）。根据病灶的位置，兼顾最近距离、最佳层面、无重要器官（如脑内大血管、静脉窦、脑重要功能区、脑室系统等），在 CT 引导下将 18G 穿刺针进至靶点，如有囊液应先抽出，一方面减轻占位效应，另一方面，有利于粒子的固定。然后用植入枪依次释放籽源，根据术前计划系统设计以 0.5~1.0cm 间隔将 ^{125}I 粒子植入到瘤体内，即刻 CT 扫描观察，退针调整角度后再次进针，同法逐颗释放粒子。必要时多点平行进针。

4. 即刻扫描观察　有无出血、粒子的位置，多窗宽窗位观察，必要时补充布源，满意后结束手术重新扫描病灶，行术后验证以备复查。

5. 术后处理　常规穿刺点处腱膜缝合，以免脑脊液漏出，术后绝对卧床 24 小时，常规给予抗感染、脱水、降颅压、止血治疗 3~5 天。

6. 术后随访　包括临床和影像学随访。术后 1 个月和每间隔 2 个月复查 CT 增强、MRI 平扫和增强，必要时行 PET/CT 检查，了解肿瘤变化情况。记录疼痛缓解时间及神经功能的变化情况。

（胡效坤　刘士锋）

第五节　临床治疗疗效

脑水肿的变化直接反映颅内肿瘤的生物学行为的变化，即肿瘤的恶性程度。

任何治疗结果和有效的治疗评估应该考虑患者本身和肿瘤有关因素。特别是应该考虑性别、年龄、肿瘤的体积之间、肿瘤分级等因素相互作用的重要性。年龄小于 50 岁，肿瘤体积小于 20ml、直径小于 4cm，肿瘤的分级越低，疗效更优。与术后生存率显著相关。

经过治疗，肿瘤尺寸可相隔不同时期变小。直径 >4cm 的肿瘤经过短距离放射治疗可产生放射性坏死。

永久性 ^{125}I 治疗复发恶性胶质瘤有合理生存率，并发症较少。

应用 ^{125}I 植入 RTOG 递归区分分层分析研究表明 ^{125}I 植入治疗使符合治疗的患者获益。根据两个随机研究表明，完全随机化研究进一步证实短距离照射疗效真实可靠。

（胡效坤　刘士锋）

第六节 并发症及处理

一、并发症

颅内压增高、肿瘤坏死引起严重脑水肿、脑疝、颅内出血（包括硬膜外血肿、硬膜下血肿、脑内血肿、针道出血等）、脑动脉闭塞、癫痫发作、神经功能损害加重、无菌性脑脓肿、无菌性脑膜炎、伤口感染、裂开、愈合延迟、头皮裂伤、头皮血肿、脑积液渗出、长期激素依赖、渐进性老年痴呆症、精神病症状、面部疼痛、肺栓塞、粒子脱落、局部脑坏死等。

二、并发症的预防要点

减少穿刺次数，选取合理进针点，避免突然用力。定体位、定角度、分步进针，这是顺利完成治疗的前提，另外根据病灶的位置，兼顾最近距离、最佳层面、无重要器官非常重要。出现针道出血的概率与脑组织被穿破的次数成正相关，因此，穿刺时，要尽量提高穿刺成功率，减少穿刺次数。角度调整：组织间植入 ^{125}I 放射微粒子，不同于活检穿刺，要求所释放粒子具有一定的空间分布，因此，释放针的角度调整非常必要。

钻孔注意事项：由于定位的要求，钻头的方向要与扫描平面平行，而该进针点往往与颅骨的弧凸面不垂直，两者之间成一定角度，钻孔时不好固定钻头，易造成相应处筋膜撕裂，此时可先垂直钻孔，待颅骨上形成小孔，钻头不易滑动，重新调整钻头方向钻透颅骨即可。钻头型号的选择：原则上应尽量选择直径较小的钻头，以减少并发症，但考虑到要调整植入针角度的需要，对于体积较大的肿瘤或者较表浅的位置，应选择直径较粗的钻头。

三、常见并发症的处理

1. 颅内压增高的处理

（1）一般处理：密切观察神志、瞳孔、血压、呼吸、脉搏及体温变化，必要时监护颅内压，从而指导治疗。频繁呕吐者应禁食，给予补液。对意识不清的患者及咳痰困难者要考虑做气管切开术。给予氧气吸入有助于降低颅内压。

（2）病因治疗：颅内出血量大时，考虑外科手术。当引起脑疝时，应分秒必争进行紧急抢救或手术处理。

（3）降低颅内压药物治疗：常用口服药物：氢氯噻嗪 25~50mg，每天 3 次；乙酰唑胺 250mg，每天 3 次；呋塞米 20~40mg，每天 3 次。常用注射药物：20% 甘露醇 250ml，快速静脉滴注，每天 2 次；呋塞米 20~40mg，肌内或静脉注射，每天 1~2 次。

（4）激素的应用：地塞米松 5~10mg 静脉或肌内注射，每天 2~3 次；氢化可的松 100mg 静脉注射，每天 1~2 次；泼尼松 5~10mg 口服，每天 1~3 次，可减轻脑水肿，有助于缓解颅内压增高。

（5）冬眠低温疗法或亚低温疗法：有利于降低脑的新陈代谢率，减少脑组织的氧耗量，防止脑水肿的发生与发展，对降低颅内压亦起一定作用。

（6）巴比妥治疗：大剂量异戊巴比妥钠或硫喷妥钠注射有利于使颅内压降低。但需在有经验的专家指导下应用。在给药期间，应做血药浓度监测。

（7）辅助过度换气：目的是使体内 CO_2 排出。

（8）抗生素治疗：控制颅内感染或预防感染。预防用药选择广谱抗生素，术中和术后应用为宜。

（9）症状治疗：疼痛给予镇痛药，但应忌用吗啡和哌替啶等类药物，以防止对呼吸中枢的抑制作用，而导致患者死亡。有抽搐发作的病例，应给予抗癫痫药物治疗。烦躁患者给予镇静药。

2. 脑疝的处理　在作出脑疝诊断的同时应按颅内压增高的处理原则快速静脉输注高渗降颅内压药物，以缓解病情，争取时间。当确诊后，根据病情迅速完成开颅手术前准备，尽快手术去除病因，如清除颅内血肿等。如难以确诊或虽确诊而病因无法去除时，可选用下列姑息性手术，以降低颅内高压和抢救脑疝，如侧脑室体外引流、脑脊液分流术、减压术等。

3. 颅内血肿的处理　密切观察意识、瞳孔、生命体征及中枢神经系统体征变化；复查颅脑 CT 检查、行颅内压监测或脑诱发电位监测；积极处理高热、躁动、癫痫等，有颅内压增高者，给予脱水等治疗，维持良好的轴位循环和脑灌注压；注重昏迷患者护理及治疗，首先保证呼吸道通畅；有手术指征者应尽早手术，已有脑疝时，先给予 20% 甘露醇 250ml 及呋塞米 40mg 静脉推注，立即手术。

4. 头皮血肿、头皮裂伤、脑脊液外渗的处理　头皮血肿的处理时，较小的头皮血肿在 1~2 周可自行吸收，巨大的血肿可能需 4~6 周才吸收。采用局部适当加压包扎，有利于防止血肿的扩大。若压迫止血失败时，可行缝合止血。头皮裂伤处理应对头皮裂伤按照压迫止血、清创缝合原则处理。如有脑脊液外渗，须按开放性脑损伤处理，即行头皮缝合，将开放性脑损伤变为闭合性脑损伤。

（胡效坤　刘士锋）

参 考 文 献

1. 胡效坤，张福君 . CT 介入治疗学 . 北京：人民卫生出版社，2009：275-354.
2. 胡效坤，乔志正，梁克山，等 . CT 导引下植入 ^{125}I 放射粒子治疗脑瘤的应用研究 . 中华神经医学杂志，2005，4：691-694.
3. 胡效坤，张开贤，乔志正，等 . ^{125}I 放射粒子治疗脑胶质瘤 60 例报告 . 中国微创外科杂志，2008，9：828-831.
4. 耿晓增，庞明志，段宝奇，等 . ^{125}I 球囊内照射治疗脑胶质瘤的研究 . 中华神经医学杂志，2006，5：1007-1010.
5. Kreth FW，Thon N，Siefert A，et al. The place of interstitial brachytherapy and radiosurgery for low-grade gliomas. Adv Tech Stand Neurosurg，2010，35：183-212.
6. Suchorska B，Ruge M，Treuer H，et al. Stereotactic brachytherapy of low-grade cerebral glioma after tumor

resection. Neuro Oncol,2011,13:1133-1142.

7. Ruge MI,Kocher M,Maarouf M,et al. Comparison of Stereotactic Brachytherapy((125)Iodine Seeds)with Stereotactic Radiosurgery(LINAC)for the Treatment of Singular Cerebral Metastases. Strahlentherapie Und Onkologie,2011,187:7-14.
8. Ruge MI,Kickingereder P,Grau S,et al. Stereotactic biopsy combined with stereotactic(125)iodine brachytherapy for diagnosis and treatment of locally recurrent single brain metastases. J Neurooncol,2011,105:109-118.

第五章

放射性粒子植入治疗头颈部肿瘤

第一节 放射性粒子治疗舌癌

一、概述

舌癌是最常见的口腔癌，男性多于女性。舌癌多数为鳞癌，尤其在舌前 2/3 部位，腺癌较少见，多位于舌根部，舌根部有时也可发生淋巴上皮癌及未分化癌。舌鳞状细胞癌多发生于舌缘，其次为舌尖、舌背及舌根等处，常为溃疡型或浸润型。一般恶性程度较高，生长快，浸润性较强，常波及舌肌，致使舌运动受限，使言语、进食及吞咽等功能发生障碍。舌癌向后可以侵犯舌腭弓及扁桃体，晚期舌癌可蔓延至口底及颌骨，使全舌固定。

发生继发感染或舌根部癌肿常发生剧烈疼痛，并放射至同侧头面部。因舌体具有丰富的淋巴管和血液循环，并且舌的机械运动频繁，因此舌癌转移较早且转移概率较高。舌背或越过舌体中线的舌癌可以向对侧颈淋巴结转移；舌前部的癌多向颌下及颈深淋巴结上、中群转移；舌尖部癌可以转移至颏下或直接至颈深中群淋巴结，舌根部的癌不仅转移到颌下或颈深淋巴结，还可能向茎突后及咽后部的淋巴转移。舌癌还可发生远处转移，一般多转移至肺部。

二、分期（NCCN 指南）

原发肿瘤（T）

TX 原发肿瘤无法评估；

T0 无原发肿瘤证据；

Tis 原位癌；

T1 肿瘤最大径≤2cm；

T2 肿瘤最大径 >2cm，但≤4cm；

T3 肿瘤最大径 >4cm；

T4a 肿瘤侵犯邻近结构［例如，穿破骨皮质、侵入深部舌外肌（例如颏舌肌、舌骨舌肌、

腭舌肌和茎突舌肌)、上颌窦、面部皮肤];

T4b　肿瘤侵犯嚼肌间隙、翼板、或颅底、和(或)包绕颈内动脉。

三、治疗原则(NCCN 指南)

1. 病史和体格检查;活组织切片检查;胸部 X 线检查;指征的初步评估,全身和口腔的检查及 CT/MRI;必要的麻醉下检查,麻醉科会诊及必要的多学科会诊。

2. 原发灶切除和颈部淋巴结的治疗

不同临床分期的原发肿瘤和颈部淋巴结的治疗见图 5-1~ 图 5-4。

不良特征:

(1) 主要危险特征:①阳性切缘;②淋巴结包膜外侵犯。

(2) 次要危险特征:①原发灶 Pt3 或 Pt4;②淋巴结 N2 或 N3;③口腔原发灶在Ⅳ或Ⅴ区转移淋巴结;④周围神经 / 淋巴血管受侵。

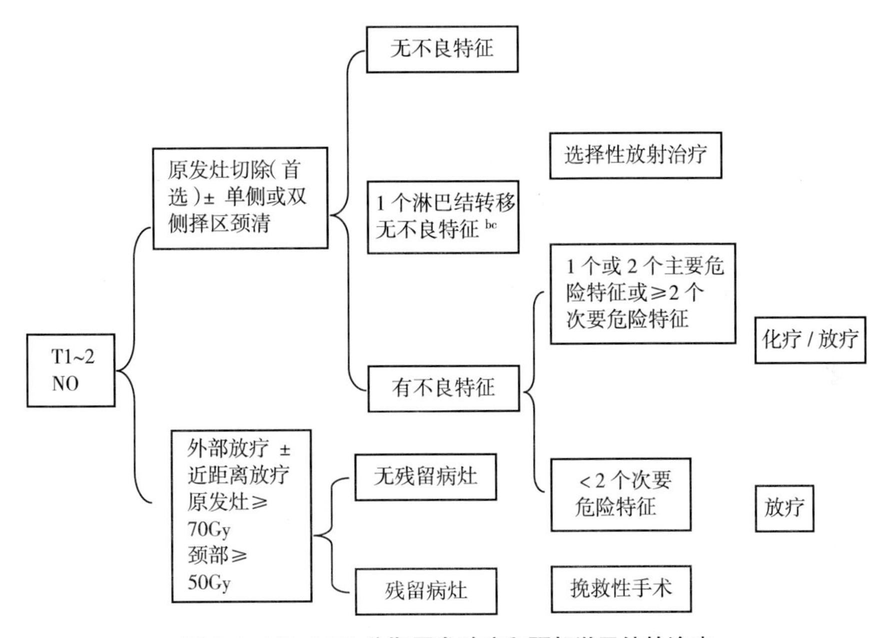

图 5-1　T1~2 N0 分期原发肿瘤和颈部淋巴结的治疗

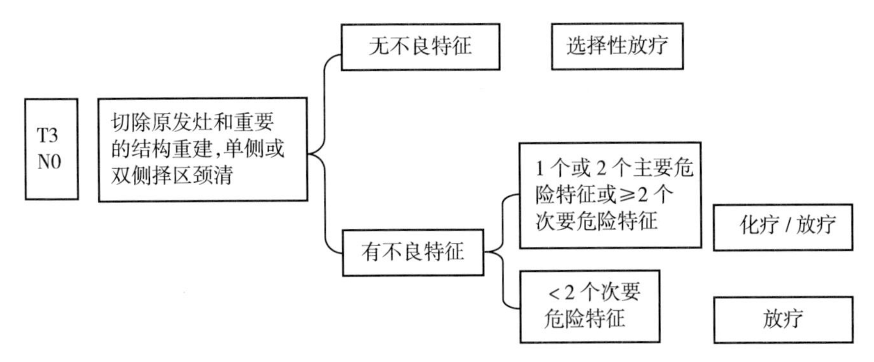

图 5-2　T3 N0 分期原发肿瘤和颈部淋巴结的治疗

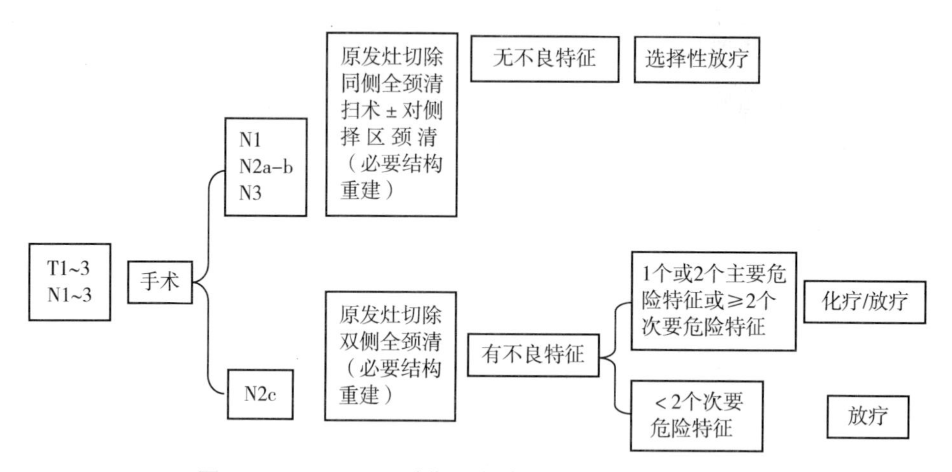

图 5-3　T1~3 N1~3 分期原发肿瘤和颈部淋巴结的治疗

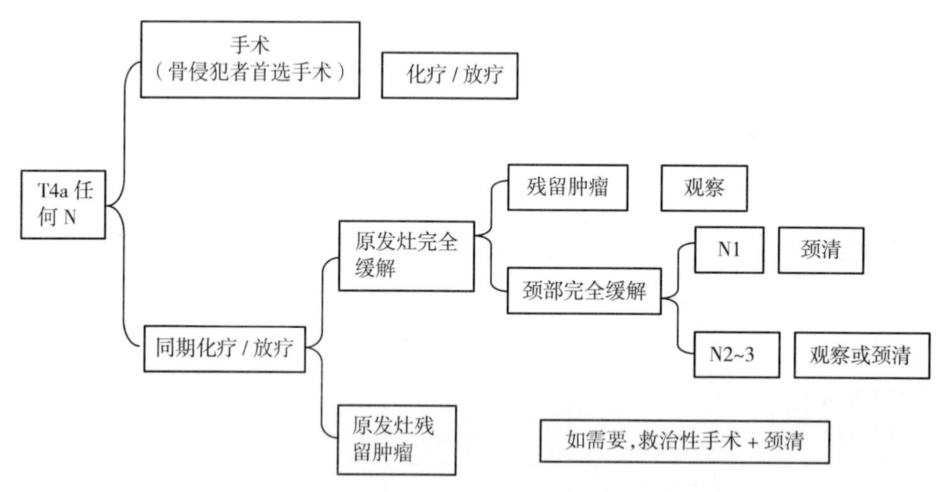

图 5-4　T4a 分期原发肿瘤和颈部淋巴结的治疗

四、粒子治疗适应证

1. 舌腺源性恶性肿瘤（包括复发肿瘤），肿瘤较大，T3~4，无法保证切除干净，或者需要切除全舌、舌根、咽部等器官，对患者生活质量造成严重影响。

2. 舌根部腺源性恶性肿瘤，T3~4。

3. 舌腺源性恶性肿瘤切除后辅助治疗。

4. 舌鳞状细胞癌，患者伴有以下疾病，不稳定型心绞痛 6 个月以内，脑血栓，脑出血 6 个月以内，及其他疾病暂时不能接受手术治疗的。

五、粒子治疗剂量（包括活度、剂量参数）

放射性粒子：^{125}I 粒子。

活度：0.5~0.8mCi。

靶区范围：PTV，包括肿瘤外 1~1.5cm 范围。

周缘匹配剂量：120Gy。

六、粒子治疗规范

1. 严格选取适应证。

2. 病史和体格检查；活组织切片检查；胸部X线检查；指征的初步评估，全身和口腔的检查及CT/MRI；必要的麻醉下检查，麻醉科会诊及必要的多学科会诊。

3. 将患者CT图像输入治疗计划系统（TPS），按照靶区范围勾画靶区，同时勾画下颌骨，脊髓范围；确定进针方向，预置模板，确定粒子活度，按照设计要求布源。模拟计算等剂量曲线。调整粒子位置，使得D90大于匹配周缘剂量。

4. 根据治疗计划设计，按照预先设计进针方向进针，涉及舌根部位的肿瘤推荐在CT引导下植入。

5. 穿刺针穿入达到设计要求位置后，将粒子植入。

6. 术后即刻或1周内行CT检查，将CT数据引入治疗计划系统，验证周缘匹配剂量与靶区关系。

7. 如部分靶区剂量不足，再次补种粒子。

8. 填写治疗记录，放射防护记录，验证记录。

七、临床疗效随访

每隔2个月进行患者随访复查，进行局部检查，包括局部肿瘤大小观察，舌体运动程度，肿瘤范围，确定临床疗效。同时进行CT检查，观察肿瘤范围是否缩小，粒子分布间距是否聚缩，引入治疗计划系统再次验证剂量与靶区的关系。

临床随访6个月内，每2个月进行临床检查及CT检查。6个月后，每隔2个月进行临床检查，每隔6个月或12个月进行CT检查。

八、并发症

舌部恶性肿瘤放射性粒子治疗后，主要并发症为局部放疗反应，观察舌、颊、牙龈及腭部黏膜的放疗反应，较严重的为舌溃疡病变大出血。

九、注意事项

1. 能够手术切除的患者应首选手术治疗。

2. 放射性粒子治疗靶区范围要包括肿瘤外1~1.5cm。

3. 周缘匹配剂量以120Gy为最佳。

4. 第一个半衰期要进行治疗计划系统验证。

5. 涉及舌根部位的肿瘤推荐CT引导下植入。

（张　杰　张建国）

第二节　放射性粒子治疗腮腺癌

一、概述

腮腺恶性肿瘤（malignant tumor of parotid gland）多来源于腮腺腺体或腺管上皮细胞，约占腮腺肿瘤的 20%，大多数腮腺肿瘤临床难以分辨其良恶性。腮腺恶性肿瘤的临床表现颇似良性肿瘤，而良性肿瘤仅根据其临床表现也难于确认其组织病理类型。腮腺恶性肿瘤一般生长缓慢，无明显症状，个别患者会出现疼痛，如果肿瘤侵犯面神经，会引起患者出现面瘫症状。以黏液表皮样癌、恶性混合瘤、腺样囊性癌和腺癌常见，占 80%~90%。而对于腮腺肿瘤，无论其是良性或是恶性，进行活体组织检查均有发生瘤细胞种植的危险，因此宜早期给予手术治疗，将切除组织连同包膜一同送检活体组织检查。腮腺恶性肿瘤的治疗以手术为主，辅以术后放射治疗，以期提高局部控制率和生存率。

二、分期（NCCN 指南）

原发肿瘤（T）

TX：原发肿瘤无法评估；

TO：无原发肿瘤证据；

T1：肿瘤最大径≤2cm，无肿瘤实质外侵；

T2：肿瘤最大径 >2cm，但≤4cm，无肿瘤实质外侵；

T3：肿瘤最大径 >4cm，和（或）肿瘤有实质外侵；

T4a：肿瘤侵犯皮肤、下颌骨、耳道和（或）面神经；

T4b：肿瘤侵犯颅底和（或）翼板和（或）包绕颈动脉。

三、治疗原则（NCCN 指南）

治疗原则见图 5-5。

对于有前期治疗史不能完全切除的病变，需进行病史体格检查、CT/MRI、病理学复查，根据检查结果分为下述两种情况：

1. 体格检查阴性　辅助放疗。

2. 体格检查残留病灶　①手术切除—辅助放疗；②不能手术切除 - 放疗或化放疗。

无法切除的病变，在进行细针头抽吸活检或开放式活组织检查确诊后，选择行化疗和（或）放疗。

四、粒子治疗适应证

1. 所有腮腺癌术后的辅助治疗。

2. 术后放射治疗后复发肿瘤。

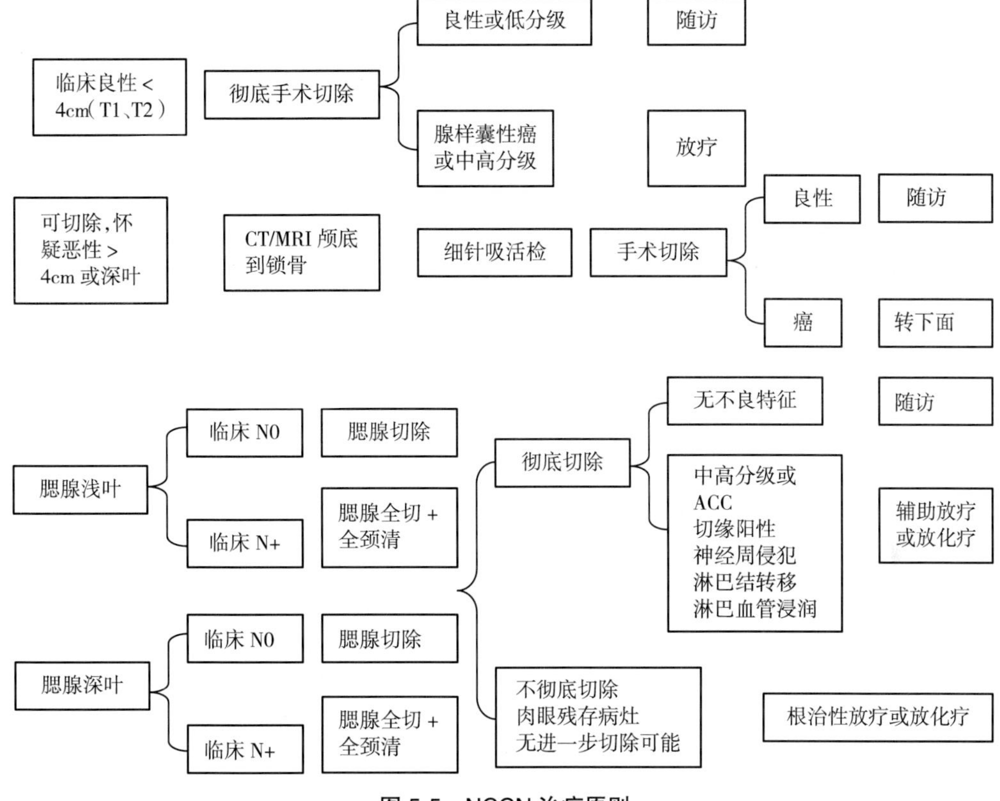

图 5-5　NCCN 治疗原则

3. 不能手术患者的单纯治疗。
4. 晚期肿瘤的姑息治疗。

五、粒子治疗剂量(包括活度、剂量参数)

放射性粒子:^{125}I 粒子。

活度:0.6~0.7mCi。

靶区范围:PTV,包括肿瘤外 1~1.5cm 范围。

位于耳前浅叶肿瘤靶区范围为肿瘤周缘 1~1.5cm,深度达下颌骨平面。

位于颌后区肿瘤靶区范围为肿瘤周缘 1~1.5cm,深度达乳突内侧平面。

位于腮腺后下极肿瘤靶区范围为肿瘤周缘 1~1.5cm,深度达乳突内侧平面。

涉及以上两个部位的肿瘤,靶区范围为全腮腺。

周缘匹配剂量

单纯植入:120~140Gy。

残留部分肿瘤,该区域剂量需达到 120~140Gy 以上,周缘辅助剂量 80Gy。

切缘阳性肿瘤:80Gy。

高度恶性肿瘤切缘阴性肿瘤:80Gy。

六、粒子治疗规范

1. 严格选取适应证，对不同的适应证采取不同的靶区剂量，涉及不同的靶区范围。

2. 病史和体格检查；胸部 X 线检查；指征的初步评估，全身和腮腺区域的检查及 CT/MRI。

3. 术中仔细分离肿瘤周围的面神经，不能完全切除干净的要记录残留肿瘤的部位，完全切除的肿瘤将标本的各个方向进行切缘病理检查。

4. 如确定术中进行粒子植入，术中放置比例尺拍摄术野图片，将患者图像输入治疗计划系统（TPS），按照靶区范围勾画靶区，同时勾画外耳道；预置模板于患侧面平面平行，确定粒子活度，按照设计要求布源。模拟计算等剂量曲线。调整粒子位置，使得 D90 大于匹配周缘剂量，进针，植入粒子。

5. 如术后植入粒子，术后 7 天重新进行 CT 检查，将患者 CT 图像输入治疗计划系统（TPS），按照靶区范围勾画靶区，同时勾画下颌骨，外耳道和脊髓范围；预置模板于患侧面平面平行，确定粒子活度，按照设计要求布源。模拟计算等剂量曲线。调整粒子位置，使得 D90 大于匹配周缘剂量，根据治疗计划设计，按照预先设计进针方向进针，植入粒子。

6. 肿瘤范围大，向内侧突出较深，或已突入下颌骨内侧的肿瘤推荐在 CT 引导下植入。

7. 3 天内行 CT 检查，将 CT 数据引入治疗计划系统，验证周缘匹配剂量与靶区关系。

8. 如部分靶区剂量不足，再次补种粒子。

9. 填写治疗记录，放射防护记录，验证记录。

七、临床疗效随访

手术切除肉眼干净的肿瘤（切缘阳性或阴性），或仅肉眼仅见少许残留的患者，每隔 2 个月进行患者随访复查，进行局部检查，包括局部是否有新生肿物，腮腺区域皮肤放射治疗反应等，确定临床疗效和副反应。6 个月时进行 CT 检查。以后每 6 个月进行 CT 检查。

单纯粒子植入的肿瘤，或残存大量肿瘤患者，每隔 2 个月进行患者随访复查，进行局部检查，观察肿瘤大小变化，及腮腺区域皮肤放射治疗反应等，同时进行 CT 检查，观察肿瘤范围是否缩小，粒子分布是否聚缩，引入治疗计划系统再次验证剂量与靶区的关系。临床随访 6 个月内，每 2 个月进行临床检查及 CT 检查。6 个月后，每隔 2 个月进行临床检查，每隔 6 个月或 12 个月进行 CT 检查。

八、并发症

腮腺区域放射性粒子植入后主要的副反应为局部皮肤反应，如皮肤干燥、充血、色素沉着和脱屑等，甚至出现溃疡，需要换药治疗。

九、注意事项

1. 能够手术切除的患者应首选手术治疗。

2. 根据肿瘤的不同部位选择适当的靶区范围。

3. 根据不同类型选择不同的周缘匹配剂量。

4. 单纯植入的肿瘤患者第一个半衰期要进行治疗计划系统验证。

5. 肿瘤范围大，向内侧突出较深，或已突入下颌骨内侧的肿瘤推荐在 CT 引导下植入。

（张　杰　张建国）

第三节　放射性粒子治疗头颈部复发癌

一、概述

头颈部恶性肿瘤，无论采取手术切除，或辅助术后放射治疗，仍然有较高的局部复发率，口腔鳞状细胞癌复发率是 25%~48%，唾液腺恶性肿瘤的复发率为 13%~32%。局部复发与肿瘤的细胞来源、临床分期，以及病理学特性相关。复发恶性肿瘤的治疗效果往往欠佳，因此治疗头颈部恶性肿瘤最好的机会是首次治疗。复发的头颈部鳞状细胞癌 90% 复发于首次治疗后 2 年内，腺源性恶性肿瘤 80% 复发于首次治疗后 3 年内，由于有手术史或放射治疗史，局部再次手术治疗由于瘢痕或纤维组织存在，增加了手术难度，有放射治疗史的患者，再次放射治疗目前存在一定争议和难度。

二、治疗原则（NCCN 指南）

NCCN 指南治疗原则如下：

1. 局部复发，未行放疗　①可切除：手术 + 放疗；②不可切除：根治性放疗 + 西妥昔单抗。

2. 局部复发，曾行放疗　①可切除：手术 ± 重新放疗，首选临床试验；②不可切除：重新放疗，首选临床试验或化疗。

3. 远处转移　首选临床试验。标准治疗：① PS0-1：联合化疗或单药化疗 - 临床试验化疗或支持治疗；② PS 2：单药化疗或支持治疗，最佳支持治疗；③ PS3：最佳支持治疗。

三、粒子治疗适应证

1. 唾液腺恶性肿瘤复发切除后辅助治疗（包括既往有放疗史）。

2. 不可切除唾液腺恶性肿瘤的治疗（包括既往有放疗史）。

3. 不可切除的复发鳞状细胞癌姑息治疗（包括既往有放疗史）。

4. 颈部淋巴结清扫术后局部复发，可以切除的，切除术后辅助治疗（包括既往有放疗史）。

5. 颈部淋巴结清扫术后局部复发，不可以切除的，单纯粒子治疗（包括既往有放疗史）。

四、粒子治疗剂量

粒子治疗剂量包括活度、剂量参数。

放射性粒子：^{125}I 粒子。

粒子活度：0.6~0.8mCi。

靶区范围：PTV，包括肿瘤外 1~1.5cm 范围。

周缘匹配剂量

单纯植入：①无放射治疗史 120~140Gy；②有放射治疗史：80Gy。

术后辅助治疗：80Gy。

五、粒子治疗规范

1. 严格选取适应证。

2. 病史和体格检查；活组织切片检查；胸部 X 线检查；指征的初步评估，全身和口腔的检查及 CT/MRI；必要的麻醉下检查，麻醉科会诊及必要的多学科会诊。

3. 将患者 CT 图像输入治疗计划系统（TPS），按照靶区范围勾画靶区，同时勾画下颌骨，脊髓范围；确定进针方向，预置模板，确定粒子活度，按照设计要求布源。模拟计算等剂量曲线。调整粒子位置，使得 D90 大于匹配周缘剂量。

4. 根据治疗计划设计，按照预先设计进针方向进针，涉及深部、颅底等部位的肿瘤推荐在 CT 引导下植入。

5. 所有针平行植入后，将粒子植入。

6. 3 天内行 CT 检查，将 CT 数据引入治疗计划系统，验证周缘匹配剂量与靶区关系。

7. 如部分靶区剂量不足，再次补种粒子。

8. 填写治疗记录，放射防护记录，验证记录。

六、临床疗效随访

手术切除肉眼干净的肿瘤（切缘阳性或阴性），或仅肉眼仅见少许残留的患者，每隔 2 个月进行患者随访复查，进行局部检查，包括局部是否有新生肿物，腮腺区域皮肤放疗反应等，确定临床疗效和副反应。6 个月时进行 CT 检查。以后每 6 个月进行 CT 检查。

单纯粒子植入的肿瘤，或残存大量肿瘤粒子植入治疗患者，每隔 2 个月进行患者随访复查，进行局部检查，观察肿瘤大小变化，及腮腺区域皮肤放疗反应等，同时进行 CT 检查，观察肿瘤范围是否缩小，粒子分布是否聚缩，引入治疗计划系统再次验证剂量与靶区的关系。临床随访 6 个月内，每 2 个月进行临床检查及 CT 检查。6 个月后，每隔 2 个月进行临床检查，每隔 6 个月或 12 个月进行 CT 检查。

七、并发症

有放疗史的肿瘤患者，粒子植入后容易引起皮肤黏膜的放疗反应，严重的可溃烂。

八、注意事项

1. 能够手术切除的患者应首选手术治疗。

2. 根据肿瘤的不同部位选择适当的靶区范围。

3. 根据不同类型选择不同的周缘匹配剂量，对于有放疗史的患者，注意该区域曾经接受的放疗剂量，适当降低粒子治疗的剂量。

4. 单纯植入的肿瘤患者第一个半衰期要进行治疗计划系统验证。

5. 肿瘤范围大，向内侧突出较深，或涉及颅底的肿瘤推荐在 CT 引导下植入。

（张 杰 张建国）

参考文献

1. 邱蔚六. 口腔颌面外科学. 第5版. 北京：人民卫生出版社，2007.
2. 张建国，张杰. ^{125}I 放射性粒子组织间植入治疗面神经受侵的腮腺恶性肿瘤. 中华口腔医学杂志，2008，43：132-135.
3. Storey MR, Garden AS, Morrison WH, et al. Postoperative radiotherapy for malignant tumors of the submandibular gland. Int J Radiat Oncol Biol Phys, 2001, 51: 952-958.
4. 宋铁砾，张建国，张杰，等. 放射性 ^{125}I 粒子植入腮腺区后位置的稳定性. 中华放射医学与防护杂志，2008，28：517-519.
5. Zhang J, Zhang JG, Song TL, et al. 125I seed implant brachytherapy assistant surgery with preservation of facial nerve for the treatment of parotid gland malignant tumor. International Journal of Oral & Maxillofacial Surgery, 2008, 37: 515-520.
6. 张杰，张建国，蔡志刚，等. 放射性粒子组织间植入近距离治疗腮腺复发癌. 中华口腔医学杂志，2009，44：2-4.
7. Zbaren P, Nuyens M, Caversaccio M, et al. Postoperative radiation therapy for T_1 and T_2 primary parotid carcinoma: is it useful? Otolaryngol Head Neck Surg, 2006, 135: 140-143.
8. Mendenhall WM, Morris CG, Amdur RJ, et al. Radiotherapy alone or combined with surgery for salivary gland carcinoma. Cancer, 2005, 103: 2544-2550.

第六章

放射性粒子植入治疗眼部原发肿瘤

眼敷贴器进行眼近距离治疗于1960年第一次使用,以后根据患者眼睛肿瘤情况设计了各种不同形状、不同材质的眼敷贴器。眼敷贴器的剂量计算使肿瘤受到最大照射,较小影响周围的组织,保存视力,稳定全身状况。临床上敷贴器除用于治疗脉络膜黑色素瘤和视网膜母细胞瘤,还可用于治疗脉络膜血管瘤、选择性治疗脉络膜转移瘤和渗出性黄斑变性。此章重点介绍放射性粒子植入治疗脉络膜黑色素瘤。

第一节 概 述

脉络膜黑色素瘤(choroidal melanoma)是成人眼内常见的原发恶性肿瘤。好发于老年人,老年人的脉络膜黑色素瘤危险因素更常见,应尽早治疗,控制肿瘤生长、分化及转移死亡。

脉络膜黑色素瘤治疗包括眼球摘除和保留眼球的治疗,而全身的治疗包括化学疗法、免疫治疗、抗新生血管及激酶抑制剂等,截止到目前为止,尚未发现疗效超过化学治疗的其他全身治疗方法。眼球摘除曾经是经典的治疗脉络膜黑色素瘤方法,一些非随机无长期追踪结果的研究提出敷贴器近距离治疗的结果与眼球摘除无明显差异。

眼敷贴器的治疗应当在眼科近距离治疗专家组成的医疗中心进行。由接受过专门培训过的敷贴器手术医师、放射肿瘤学专家、医学物理师组成。

(戴皓洁 朱丽红)

第二节 脉络膜黑色素瘤分期

一、T分期

根据肿瘤基底的最大直径(LBD),肿瘤厚度,睫状体受累(CBI),巩膜外扩散(EXE)进行分期。除了肿瘤大小,临床上CBI和EXE是最主要的解剖参数,是预测肿瘤恶性程度的独立因子，所有的EXE都分属T4期，即使肿瘤非常小，肿瘤的恶性程度和EXE有关。肿瘤的范围是诊断的关键因素，用于规范治疗及评价治疗的疗效（表6-1）。

表6-1　脉络膜黑色素瘤分期（AJCC第7版）

T分期	T1	T2	T3	T4	
肿瘤基底直径（mm）	<10	10~16	>16	>16	
肿瘤高度（mm）	<2.5	2.5~10	>10	>10	
	T1-4a	T1-4b	T1-4c	T1-4d	T4e
睫状体受累（CBI）	无	有	无	有	
巩膜外扩散（EXE）	无	无	有，≤5mm	有，≤5mm	有，>5mm
N分期	NX	N0	N1		
	无法评估局部淋巴结	无恶性局部淋巴结	恶性局部淋巴结		
M分期	MX	M0	M1		
	无法评估远处转移	无远处转移	远处转移		

二、M分期

脉络膜黑色素瘤转移评估：在脉络膜黑色素瘤近距离治疗之前，应对转移状况进行评估，血液检查，肝功能检查，胸部X线检查，腹部超声检查或放射显像（MRI或CT），PET/CT，主要评估肝脏转移状况。虽然PET/CT昂贵，但具有及时检测隐匿性病灶和早期评估原发病灶的治疗，从而避免不必要的其他的检查，具有很好的成本效率。

（戴皓洁　朱丽红）

第三节　治疗原则

脉络膜黑色素瘤治疗包括眼球摘除和保留眼球的治疗，而全身的治疗包括化学疗法、免疫治疗、抗新生血管及激酶抑制剂等，截止到目前，尚未发现疗效超过化学治疗的其他全身治疗方法。眼球摘除曾经是经典的治疗脉络膜黑色素瘤方法，一些非随机无长期追踪结果的研究提出敷贴器近距离治疗的结果与眼球摘除无明显差异。治疗原则如下：

（1）所有脉络膜黑色素瘤患者应尽早治疗，延长生命。

（2）要根据肿瘤大小、睫状体受累及巩膜外浸润选择治疗方法。

（3）延迟治疗将危及患者生命，即使患者没有视力要求，也要告知患者预后。

（4）敷贴器近距离治疗，局部控制失败将危及生命。

（5）小肿瘤：在不能确定时肿瘤性质时，如出现严重的视网膜分离、橙色色素沉着、肿瘤

厚度 >2mm 时，建议活检，确定进一步治疗。

（戴皓洁　朱丽红）

第四节　适应证与禁忌证

一、适应证

1. 脉络膜黑色素瘤。

2. 虹膜、睫状体、脉络膜、黄斑中心凹、近乳头和乳头周围的脉络膜黑色素瘤。

3. 小的脉络膜黑色素瘤选择性　治疗时需与黑色素痣鉴别，做常规活检以获得病理、基因检测、分子生物学分析等。

4. 接近、接触或环绕视乳头的脉络膜黑色素瘤　选择特殊的敷贴器。

5. 大的脉络膜黑色素瘤以及有限的巩膜外浸润　采用敷贴器放射联合经瞳孔温热疗法治疗。

6. 脉络膜黑色素瘤转移的患者也可行近距离治疗，以防止视力缺失及视网膜脱离或因肿瘤生长过快引发闭角型青光眼。配合全身治疗，小部分患者可延长生存期。

二、禁忌证

1. 明显巩膜外浸润（T4e 或范围 >5mm）的脉络膜黑色素瘤，无论肿瘤大小和位置。

2. 眼睛疼痛及无视力。

3. 特殊情况　如无法接受其他治疗的手段或患者选择近距离治疗，仍可考虑采用敷贴器的使用。

（戴皓洁　朱丽红）

第五节　治 疗 技 术

眼敷贴器的治疗应当在眼科近距离治疗专家组成的医疗中心进行。由接受过专门培训过的敷贴器手术医师、放射肿瘤学专家、医学物理师组成。

一、制订治疗计划

1. 基本信息　患者的自然信息，受累眼睛的位置，肿瘤基底的最大直径，根据 AJCC（第 7 版）进行分期。

2. 眼底图　以钟表形式描述肿瘤在眼内的位置，根据眼睛检查、超声检查及影像学检查得出肿瘤的长轴及纵轴，基底最大的直径。同时应当测量肿瘤到中央凹、视神经、晶体和对侧眼眶壁的距离。

3. 治疗计划　放射性核素种类、处方剂量、剂量率、粒子在敷贴器的布局。

二、处方剂量

虽然不同的核素的剂量分布模式完全不同，但国际上缺乏统一的剂量标准，无法进行不同放射性核素的匹配病例前瞻性随机对照的研究，肿瘤顶部的处方剂量范围为70~100Gy。

以肿瘤的顶部或最厚的点作为处方剂量，但等剂量曲线应当包括整个肿瘤，^{125}I粒子剂量率不应小于0.60Gy/h，在保护周围正常组织的前提下，充分作用于肿瘤细胞及细胞增殖周期。还要考虑肿瘤的大小，放置的时间，正常眼睛结构的剂量限值，以及放射性核素的种类。

选择放射治疗模式和处方剂量都会影响肿瘤的局部控制、视力的结果、眼球的保留及美容效果。因为眼睛结构小（直径25~30mm），对剂量分布高度敏感，需要精确计算出放射源在肿瘤及周围组织1.0mm距离的剂量等级，照射剂量等级应当是陡峭的，以保护周围的组织，在剂量计算时应包括准确计算肿瘤及周边的相关的眼睛结构的剂量。

使用TPS经过MC编码的修正将更加准确的评价眼睛敷贴器的剂量分布。

三、敷贴器的选择

1. 根据脉黑瘤大小的不同，选择直径10~22mm不同大小的敷贴器，敷贴器的边缘要超出肿瘤边界2~4mm，形成一个无肿瘤的安全带，为了防止手术中敷贴器放置位置不正确造成肿瘤剂量不足，可根据肿瘤基底直径和肿瘤高度计算GTV和PTV，再选择敷贴器的型号，以确保全面覆盖肿瘤治疗范围。

2. 敷贴器的特殊形状　对靠近黄斑部、视乳头的肿瘤采用缺口型敷贴器以避开黄斑部、视乳头，减少并发症及视力损伤。而对于连接视乳头或环视乳头肿瘤，传统观点仍主张行眼球摘除术或外放射治疗，目前有报道已研制出新型槽型敷贴器，即敷贴器朝向眼球后极侧制成一8mm宽、10mm深的凹槽以容纳视神经，从而避免了普通型和缺口型敷贴器对近视乳头肿瘤照射不全的弊端，拓宽了敷贴放射治疗的适应证。

四、操作流程

1. 术前计划　根据患者的肿瘤和正常结构（黄斑中心凹、视神经、晶体和对侧眼眶壁）制订计划：近距离治疗计划应当由另外一位有资质的物理师或剂量测试员验证，允许误差±2%。

（1）放射性核素和粒子的型号

（2）利用眼底图记录相关数据：治疗眼睛情况，肿瘤位置，肿瘤大小，肿瘤周围正常结构。

（3）处方剂量：治疗眼的剂量，肿瘤各部位的处方剂量，剂量率（Gy/h）。

（4）放射性核素，核素的半衰期。

（5）粒子的型号，粒子的数目，粒子的长度。

（6）敷贴器的类型及大小。

（7）GTV-PTV的边界。

（8）植入敷贴器的日期和取出日期，治疗的时间。

2. 敷贴器的质量保证 粒子装载在硅橡胶的卡槽内，由另一位医师通过放射自显影、摄影或视觉检查质量。

3. 防护 为减少辐射剂量遵循时间、距离、防护的原则，可以用防护透明罩减少全身的辐照剂量。

4. 消毒 在装配敷贴器前粒子不用消毒，手术前再消毒。可以利用医院的消毒设施（蒸汽、气体或化学消毒）。

5. 运输 将敷贴器置于屏蔽的容器中，并标有射线安全标志，放射性核素及患者姓名。

6. 知情同意告知 手术之前应当告知患者和家属。

五、眼敷贴器植入手术

可以局麻或全身麻醉。麻醉及治疗前，确定患者的相关信息、姓名、病历号、参加治疗的医师姓名。在植入手术之前，应当复习患者的相关记录、确认检查结果，如临床检查或间接检眼镜结果，确认需治疗的患眼，用眼科学熟悉的术语表达，如右眼（OD）、左眼（OS），帮助正确辨别患眼以及肿瘤在眼中的位置等。

敷贴器植入手术，降低敷贴器重置和肿瘤复发的可能。如果肌肉妨碍眼敷贴器植入，应当重置肌肉，包括眼直肌及斜肌，在肿瘤边界至少要留 2~3mm 的距离，眼敷贴器的覆盖靶区的容积包括肿瘤的底部和安全的边界。当肿瘤的厚度大于 5mm 时，会出现伪影使肿瘤基底看起来变大形成伪影。在手术中为了准确植入敷贴器，可利用高频超声或直接从角膜观察眼敷贴器的位置、视网膜内镜、透照技术、后点光源照明，术中眼内超声验证，提供横断和水平的 2D 或 3D 图像，打印出敷贴器在视网膜位置缝合的位置的模拟极投影图，为术中缝合及术后验证提供依据。

放置敷贴器 5~7 天后，再在手术室将眼敷贴器取出。将原来的眼肌复原，下斜肌可以不复原。

为了辐射安全，手术室的工作人员在手术结束后利用辐射测试仪测量，防止放射性粒子意外从敷贴器中脱落。在手术过程中房间及工作人员的剂量也应当监测。

将以上记录报告放置在患者的病历中，并描述敷贴器植入时的情况，和术前计划的差别。

手术结束后，给予患者伤口处理，建立紧急联系方式。对患者、患者家属、其他人员尤其是儿童及后续管理患者的医师，进行放射性治疗的相关告知。应当提供铅防护设备以防止公共人员的辐射暴露。

应当告诉患者取出敷贴器的手术时间，并建立一个预案以应对恶劣天气、不可预知的紧急情况、敷贴器放置后出现粒子的脱落时敷贴器应当取出等特殊情况。

六、术后随访

术后应当观察局部控制、并发症及全身情况。一般建议取出敷贴器后 1 周观察并发症，术后 1 个月观察短期副作用，前 2 年每 3 个月复查 1 次，第 3 年后每 6 个月复查 1 次。可根据并发症的出现调整时间间隔，如放射性视网膜炎和视神经病。并发症一般出现在手术后前3年，而肿瘤复发多发生在5年内，超声检查发现肿瘤高度增加15%，直径增加15%或0.25mm，认为肿瘤未得到控制。大的肿瘤或靠近视乳头的肿瘤更易复发，需要密切观察。

定期做腹部超声或X线检查，观察肝脏的脉络膜黑色素瘤转移病变。警惕第二原发恶性肿瘤的发生。

对于小的脉络膜黑色素瘤，可进行全身治疗或进行临床密切观察。

选择性手术：脉络膜黑色素瘤可以选择眼摘术和局部切除术，前者用于外观就可观察到眼睛明显病变，后者为肿瘤侵犯整个眼眶。

（戴皓洁　朱丽红）

第六节　临床疗效

一、疗效评估

因方法各异，结果也相差很大。影响因素包括使用核素种类、敷贴器的结构、处方剂量、剂量率等不同，肿瘤的分期是否根据AJCC进行、肿瘤大小的测定、追踪的间隔不一致、视力的变化、局部控制率评价标准、远处转移等。

术后视力的变化范围很大。除了视力与辐射剂量有关外，还有的影响因素包括渗出性视网膜分离、黄斑中心位置的肿瘤、周边组织结构的射线剂量、白内障、白内障的恢复、继发的玻璃体出血、放射性黄斑病、视神经病。

为防止视力恶化，在不影响治疗效果时，适当可降低肿瘤的处方剂量，从而也降低了周边组织的剂量。

二、并发症

近距离治疗术后的并发症与辐射与患者自身的情况有关，包括总剂量、剂量率、剂量容积、重要结构的受照剂量、肿瘤大小、肿瘤位置以及对生物变量辐射产生的反应。

1. 放射性白内障。

2. 眼内辐射血管病变，对辐射引起的新生血管青光眼、黄斑变性、视神经病，抗-VEGF治疗是有帮助的，可减少渗出，减轻水肿，抑制新生血管的形成。

3. 近距离治疗也可影响视野、睫毛、结膜，以及泪液的产生，角膜表面的完整，巩膜和眼肌。辐射引起虹膜炎、葡萄膜炎、虹膜粘连、新生血管性青光眼、白内障、后侧的新生管化、出血、视网膜脱离、视网膜病变和视神经病变。晚期最常见的是黄斑变性。不常见的并发症包括永久性斜视和巩膜变薄。以上所有的并发症都会导致视力丧失和生活质量下降。

4. 眼球摘除　肿瘤厚度增加、睫状体受累、周缘的肿瘤等都会导致照射剂量增加，容易出现并发症（巩膜穿孔、巩膜出血），最终导致眼球摘除。

三、预后

1. 50% 的脉络膜黑色素瘤因转移预后很差，对于转移的局部治疗（主要是肝脏）可能控制局部病变，但不能增加总生存率。

2. 影响因素　年龄、肿瘤大小、睫状体受累、巩膜外浸润、TNM 分期、环状脉络膜黑色素瘤、有丝分裂核的计数，进展快侵袭性高的肿瘤（上皮样病理，混合型脉络膜黑色素瘤，大的肿瘤，PET/CT 代谢显像阳性）。

（戴皓洁　朱丽红）

参考文献

1. Damato BE, Heimann H, Kalirai H, et al. Age, Survival Predictors, and Metastatic Death in Patients With Choroidal Melanoma Tentative Evidence of a Therapeutic Effect on Survival. JAMA Ophthalmol, 2014, 77: E1-E9.
2. Lee CS, Lee SC, Lee K, et al. Regression of Uveal Melanoma After Ru-106 Brachytheraphy and Thermotherapy Based on Metabolic Activity Measured by Positron Emission Tomography/Computed Tomography. Retina, 2014, 34: 182-187.
3. Buder K, Gesierich A, Gelbrich G, et al. Systemic treatment of metastatic uveal melanoma: review of literature and future perspectives. Cancer Medicine, 2013, 2: 674-686.
4. American Brachytherapy Society-Ophthalmic Oncology Task Force. The American Brachytherapy Society consensus guidelines for plaque brachytherapy of uveal melanoma and retinoblastoma. Brachytherapy, 2014, 13: 1-14.
5. 周金琼，魏文斌，李彬，等 . 国产 125 I 巩膜敷贴器治疗兔眼脉络膜黑色素瘤的有效性及安全性研究 . 中华实验眼科杂志，2012，30：692-698.
6. 王光璐，魏文斌，蔡善钰，等 . 脉络膜黑色素瘤敷贴放射治疗的初步观察，中华眼底病杂志，2006，22：157-160.
7. 周金琼，魏文斌，王光璐，等 . 敷贴放射联合经瞳孔温热疗法治疗脉络膜黑色素瘤的初步观察 . 中华眼底病杂志，2011，27：29-32.
8. Rashid AB, Grossniklaus HE. Clinical, Pathologic, and Imaging Features and Biological Markers of Uveal Melanoma. Methods Mole Biol, 2014, 1102: 397-425.
9. Gagne NL, Rivard MJ. Quantifying the dosimetric influences of radiation coverage and brachytherapy implant placement uncertainty on eye plaque size selection. Brachytherapy, 2013, 12: 508-520.
10. Badiyan SN, Rao RC, Apicelli AJ, et al. Outcomes of odine-125 Plaque Brachytherapy for Uveal Melanoma With Intraoperative Ultrasonography and Supplemental Transpupillary Thermotherapy. Int J Radiation Oncol Biol Phys, 2014, 88: 801-805.

第七章

放射性粒子植入治疗肺癌

第一节 概 述

肺癌是我国乃至世界最常见的恶性肿瘤之一。《2014 中国肿瘤登记年报》数据显示，2010 年，我国新发肺癌病例 60.59 万（男性 41.63 万，女性 18.96 万），居恶性肿瘤首位（男性首位，女性第 2 位），占恶性肿瘤新发病例的 19.59%（男性 23.03%，女性 14.75%）。肺癌在治疗前必须进行临床分期，TNM 分期系统是最常用的分期标准。目前 NCCN 和中国版的肺癌诊治指南均采用国际肺癌研究协会（IASLC）第七版分期标准，能较准确地评估患者病情、制订治疗策略和预测生存期。

一、肺癌 TNM 分期的定义

1. 原发肿瘤（T）

TX：原发肿瘤不能评估，或痰、支气管冲洗液找到癌细胞但影像学或支气管镜没有可见的肿瘤。

T0：没有原发肿瘤的证据。

Tis：原位癌。

T1：肿瘤最大径≤3cm，周围被肺或脏层胸膜所包绕，支气管镜下肿瘤侵犯没有超出叶支气管（即没有累及主支气管）。

T1a：肿瘤最大径≤2cm。

T1b：肿瘤最大径 >2cm 且≤3cm。

T2：肿瘤大小或范围符合以下任何一项：肿瘤最大径 >3cm；但不超过 7cm；累及主支气管，但距隆突≥2cm；累及脏层胸膜；扩展到肺门的肺不张或阻塞性肺炎，但不累及全肺。

T2a：肿瘤最大径≤5cm，且符合以下任何一点：肿瘤最大径 >3cm；累及主支气管，但距隆突≥2cm；累及脏层胸膜；扩展到肺门的肺不张或阻塞性肺炎，但不累及全肺。

T2b：肿瘤最大径 >5cm 且≤7cm。

T3：任何大小的肿瘤已直接侵犯了下述结构之一者：胸壁（包括肺上沟瘤）、膈肌、纵隔胸膜、心包；或肿瘤位于距隆突2cm以内的主支气管，但尚未累及隆突；或全肺的肺不张或阻塞性肺炎。肿瘤最大径>7cm；与原发灶同叶的单个或多个的卫星灶。

T4：任何大小的肿瘤已直接侵犯了下述结构之一者：纵隔、心脏、大血管、气管、食管、喉返神经、椎体、隆突；或与原发灶不同叶的单发或多发病灶。

2. 区域淋巴结（N）

NX：区域淋巴结不能评估。

N0：无区域淋巴结转移。

N1：转移至同侧支气管旁淋巴结和（或）同侧肺门淋巴结，以及肺内淋巴结，包括原发肿瘤直接侵犯。

N2：转移至同侧纵隔和（或）隆突下淋巴结。

N3：转移至对侧纵隔、对侧肺门淋巴结、同侧或对侧斜角肌或锁骨上淋巴结。

3. 远处转移（M）

MX：远处转移不能评估。

M0：无远处转移。

M1：有远处转移。

M1a：胸膜播散（包括恶性胸膜积液、恶性心包积液、胸膜转移结节）；对侧肺叶的转移性结节。

M1b：胸腔外远处转移。

补充说明：大部分肺癌患者的胸腔积液（或心包积液）是由肿瘤所引起的。但如果胸腔积液（或心包积液）的多次细胞学检查未能找到癌细胞，胸腔积液（或心包积液）又是非血性或非渗出性的，临床判断该胸腔积液（或心包积液）与肿瘤无关，这种类型的胸腔积液（或心包积液）不影响分期。

二、肺癌TNM具体分期

肺癌TNM具体分期如表7-1所示。

表7-1　肺癌TNM分期（IASLC 2009）

分期	TNM	分期	TNM	分期	TNM
隐匿癌	Tx，N0，M0		T2b，N0，M0		T4，N0~1，M0
0	Tis，N0，M0	ⅡB	T2b，N1，M0	ⅢB	T4，N2，M0
ⅠA	T1a，b，N0，M0		T3，N0，M0		任何T，N3，M0
ⅠB	T2a，N0，M0	ⅢA	T1~2，N2，M0	Ⅳ	任何T，任何N，M1a，b
ⅡA	T1~2a，N1，M0		T3，N1~2，M0		

（柴树德　郑广钧　霍　彬）

第二节 肺癌治疗原则

一、肺癌的综合治疗原则

根据美国 NCCN 指南及中国原发性肺癌诊疗规范,肺癌应当采取综合治疗的原则,即根据患者的机体状况、肿瘤的细胞学、病理学类型、侵及范围(临床分期)和发展趋向,采取多学科综合治疗(MDT)模式,有计划、合理地应用手术、化学治疗、放射治疗等治疗手段,以期达到根治或最大程度控制肿瘤,提高治愈率,改善患者的生活质量,延长患者生存期的目的。目前肺癌的治疗仍以手术治疗、放射治疗和药物治疗为主。

二、肺癌的放射性粒子治疗原则

放射性粒子植入治疗肺癌技术是我国学者自 21 世纪初逐步开展,经过十几年艰苦探索与创造性的努力,逐步形成了对该项技术的治疗规范。总结取得的初步成果包括:①制定处方剂量,确定粒子活度;②术前应用 TPS 制定术前计划,规划粒子植入通道,计算所需粒子数等多项参数;③ CT 影像引导技术;④ CT 机连床及负压真空体位固定技术;⑤植入模板及支架固定,实时倾角显示穿刺技术;⑥术中肋骨钻孔技术;⑦采用术中 TPS 剂量优化,使粒子空间排布符合外周密集,中间稀疏,非等距离分布原则;⑧术中气胸连续负压抽气技术;⑨术后即刻质量验证技术。通过上述技术的使用,实现了粒子植入的标准化治疗流程,提高了粒子在瘤体中的合理空间排布,可预判粒子植入后的疗效。放射性粒子治疗肺癌具体原则如下:

1. 对于Ⅰ期、Ⅱ期肺癌患者,首选手术治疗,或者立体定向外放疗治疗。早期无法手术、拒绝手术或外照射者,在经患者同意并签署知情同意书后可进行粒子植入治疗。

2. 对于局部晚期放化疗后局部进展或无法实施外照射者,以及Ⅳ期寡转移、为缓解局部症状者,可行粒子植入治疗。特别是当患者全身情况差或合并心肺脑等疾病不能或不愿接受放,化疗治疗者,以及手术、放疗或者化疗、靶向治疗失败者可进行粒子植入治疗。

3. 纵隔淋巴结转移灶若无法实施外照射或者外照射后失败,可谨慎行粒子植入治疗。

4. 对于无法手术切除或放、化疗等一线治疗失败的非原发性肺肿瘤患者,可行粒子植入治疗。

5. 接受粒子治疗的患者其预计生存时间应在 6 个月以上,肿瘤最长径≤7cm。

6. 实施粒子植入术者应在术前与肿瘤外科、内科、医学影像、核医学科、放射物理等相关科室共同讨论治疗方案,内容包括伦理学、剂量学、方法学等。

(柴树德 郑广钧 霍 彬)

第三节 肺癌放射性粒子治疗适应证和禁忌证

一、适应证

1. 非小细胞肺癌 包括:①非手术适应证患者;②不能耐受手术治疗、放、化疗的患者;③拒绝手术、放疗、化疗的患者;④手术后复发不能再次手术的患者;⑤放疗、化疗后失败的患者;⑥无全身广泛转移的患者,或者有转移经过积极治疗得到有效控制的患者;⑦ KPS(Karnofsky performance status,KPS)评分 >60 分,预期存活 >6 个月;⑧肿瘤直径≤7cm。

2. 对放、化疗不敏感或放、化疗后复发的小细胞肺癌可试用。

3. 肺转移瘤 包括:①单侧肺病灶数目≤3 个,最大肿瘤直径≤5cm;②如为双侧病灶,每侧肺病灶数目≤3 个,最大肿瘤直径≤5cm,应分侧、分次进行治疗。

二、禁忌证

1. 恶病质。
2. 不能耐受经皮穿刺手术。
3. 严重心肺功能不全。
4. 重度上腔静脉综合征及广泛侧支循环形成。

三、相对禁忌证

肿瘤直径≥7cm 时,应征得患者同意并签署知情同意书。

(柴树德 郑广钧 霍 彬)

第四节 肺癌放射性粒子植入技术

一、术前检查

1. 病史 重点询问心、脑血管病史及了解已接受的治疗情况。
2. 查体 重点评价 KPS 评分,应≥60 分。
3. 实验室检查 血常规、出凝血时间、肝肾功能、电解质、血糖。肿瘤学检查包括癌胚抗原(CEA)、糖类抗原 CA125、糖类抗原 CA153、铁蛋白 Fer,鳞状细胞癌 SCC、神经元特异性烯醇化酶 NSE、角蛋白 19 片段、Cyfra21-1、糖类抗原 CA72-4。
4. CT 必要时做强化检查。
5. FFB 中心型肺癌及伴气道梗阻者。
6. MRI 中心型肺癌合并肺不张,CT 不能明确肿瘤靶区者。
7. SPET-CT 及 PET-CT CT 和 MRI 不能明确肿瘤靶区者。

8. ECT骨扫描　可疑骨转移者。

9. 心电图或彩超　常规心电图检查,如异常行超声心动检查。

10. B超　常规颈部、腹部检查。

11. 组织病理学检查　包括组织活检、FFB刷取细胞或胸腔积液、痰检。

二、术前准备

1. 改善全身状况如营养、水电平衡、改善心肺功能。有炎症者先控制感染。

2. CT引导下经皮穿刺粒子植入需要行体位及呼吸功能训练。

3. 术前4小时禁食、水。

4. 术前排空大小便。

5. 留置输液针。

6. 粒子植入穿刺区域备皮。

7. 术前给予相应的药物,如地西泮、阿托品、可待因等。

8. 签署粒子植入治疗知情同意书。

三、放射性粒子植入治疗肺癌规范化操作流程

1. 术前计划

(1) 根据胸CT肺窗勾画PTV,肺门和纵隔转移癌可根据纵隔窗勾画PTV。

(2) 将选定的粒子活度及处方剂量(prescription dose,PD)输入TPS,设计植入通道,计算粒子数。

(3) 计算等剂量曲线。

(4) 导出术前DVH图,获得D90、D100、V90、V100、V200及邻近危险器官受量等参数。

(5) 订购碘-125粒子。

2. 术中规范化操作流程

(1) 将定位仪底座置于CT检查床上与CT机床连床,或安放CT平床定位板进行激光校准。

(2) 安放负压真空袋,连接真空负压泵。

(3) 摆放患者体位。

(4) 面罩吸氧(5L/min)、心电血压监护、接连静脉通道。

(5) 将负压真空袋与患者紧密贴附,开启负压泵抽气,至负压达到10kPa时固定患者。

(6) 安放定位仪支撑架。

(7) CT扫描确定肿瘤部位和植入粒子的层数(层厚0.5cm)。

(8) 按"进针三要点"即以最大的肿瘤截面积、最宽的肋间隙、最近且安全的穿刺通道确定首选穿刺平面。测量肿瘤直径大小并确定其上下植入层面数。

(9) 在CT首选穿刺层面上模拟定位进针点和进针倾角(使用GE机引导时,需将其中心坐标R/L,A/P设定为0。使用西门子或飞利浦机时需用定位栅格)。

（10）将 CT 十字光标线定格在首选穿刺层面，测量十字光标线交叉点与首选进针点距离，并标记于患者皮肤上。以此点为中心，勾画出肿瘤靶区在皮肤上的投影区域，即为麻醉、穿刺进针范围。

（11）常规消毒皮肤，穿刺区用 1% 利多卡因局部浸润及肋间神经阻滞麻醉。

（12）安放矩形点阵式植入模板，连接数字显示倾角传感显示屏。

（13）用无菌护套将定位架包罩。

（14）操作定位架各部件做上下、前后、左右移动，将模板移至靶区并固定。

（15）根据 CT 模拟定位给出的进针倾角，先将模板夹上的 X 轴调整为零度（0°）并固定。再将 Y 轴旋转到 CT 机（GE 机）所标示的倾角度数固定。其他机型需在 CT 机上测量进针倾角，使穿刺针经模板刺入角度与 CT 机所给出的倾角完全一致后固定。

（16）在靶区中心点处试穿第一针至肿瘤边缘，CT 扫描整个靶区，观察针尖位置并逐层测量模板至肿瘤外缘各层面的距离，逐层详细记录。

（17）依据测量的进针距离以 1.0cm 间距多针、多排一次性将穿刺针经模板刺中瘤体。

（18）如遇肋骨阻挡，使用骨钻经模板钻穿肋骨，将植入针经钻孔刺入瘤体。如遇针道出血，则在紧邻其 0.5cm 处另加一针作为植入针，出血针延迟拔出，以免继续出血或造成气胸。

（19）CT 逐层扫描，调整针尖距肿瘤外缘 0.5cm。

（20）将 CT 扫描信息输入 TPS，进行术中剂量优化。优化原则是根据蒙特卡洛原则在真实的进针轨迹上模拟排布粒子，然后，手动调整粒子的位置，以该扫描平面 D90 剂量能覆盖 90% 的靶区即为满意。优化后的粒子排布表现为“外周密集，中间稀疏的非等距离”空间排布。被称之为“改良式非等距离粒子空间排布”。

（21）铺无菌防辐射孔单，屏蔽操作术中可能的射线损伤。

（22）按术中质量优化方案以退针方式植入粒子，针退至肿瘤外缘 0.5cm 处停止操作。

（23）CT 扫描观察粒子排布是否符合术中计划的优化排布，如有疏漏，立即补种。除预留 1 根针作气胸抽气使用外，将其余针拔出，同时观察有无气胸，肺内及胸膜腔出血发生。

（24）如有气胸，将预留针与负压吸引抽吸装置连接，抽净胸膜腔气体。肺内出血不需处理，胸膜腔出血视出血量及出血速度而定。5 分钟后再行 CT 扫描观察气胸及出血变化。

（25）经反复抽吸，CT 扫描肺仍不复张和（或）出血加重，立即行胸腔闭式引流术。

（26）患者术后佩戴防辐射背心，测量放射剂量率。

（27）将患者平移至平车上，不能使用轮椅。并使用氧气袋、鼻导管吸氧，医护人员全程护送至 ICU。

（28）患者在 ICU 内监护 12 小时。

3. 术后质量验证

（1）根据术后即刻 CT 扫描图像，分层捡拾植入的粒子，输入 TPS 进行质量验证。

（2）根据术后验证的 DVH 图所计算出的数据，判断粒子植入手术的质量，预判粒子植入后的治疗效果。

（柴树德　郑广钧　霍　彬）

第五节　临床治疗疗效

1999年,日本Imamure率先报道了经皮穿刺高剂量率插值治疗肺癌的技术可行性,结果证明该技术安全有效,没有出现严重并发症。Lee等报道33例无法根治切除肺癌患者进行局部切除周边加粒子植入治疗,结果T1N0和T2N0期5年存活率为67%和39%,全组生存率为47%,疾病特异生存率分别为77%和53%,达到与根治性切除同样的疗效。Mart等比较手术切除和手术切除联合切缘边种植放射性^{125}I粒子治疗Ⅰ期NSCLC的局部复发率,结果前者为18.6%,后者为2.0%。均提示放射性粒子种植应用于肺癌的治疗具有较好的局部控制率。CT引导下经皮穿刺种植放射性粒子治疗晚期肺癌国外开展不多,Martínez-Mongea在2008年报道了CT引导下经皮穿刺种植放射性^{125}I和^{103}Pd粒子治疗7例T1N0M0期不能手术切除的NSCLC患者,结果中位随访13个月后,没有局部或区域性失效的患者。国内报道,相对丰富如柴树德为99%、郑广钧为95%、胡效坤为80%。霍小东等报道Ⅲa/Ⅲb期NSCLC患者粒子植入治疗后,1、3、5年生存率分别为82.8%、23.8%和11.5%;中位生存时间为24.8个月。其中Ⅲa期5年生存率为14.7%,中位生存时间为29.7个月;Ⅲb期5年生存率为11.2%,中位生存时间为24.0个月。1、3、5年局部控制率分别为92.2%、63.8%和25.7%。Zhang等把一线化学治疗失败的69名NSCLC患者分为粒子植入加二线化学治疗组(治疗组34例)和单纯二线化学治疗组(对照组35例)进行比较,2年局部控制率治疗组39.9%,对照组12.5%。没有发生辐射导致危及生命的并发症。上述文献均提示放射性粒子植入治疗肺癌是一种安全有效的治疗方法。

(柴树德　郑广钧　霍　彬)

第六节　并　发　症

一、气胸

在布针过程中,气胸发生率为10%~30%。肺压缩程度约为10%,大多不需处理,胸腔内气体1~2周后即可自行吸收,少数需穿刺抽气。肺压缩10%~30%,需暂停操作,穿刺针进胸膜腔,连接单向负压吸引球,连续抽气使肺快速复张,待血氧饱和度恢复正常、肿瘤归位后再继续粒子植入。粒子植入完成后观察5分钟,再行CT检查,如仍漏气,则行胸腔闭式引流。肺压缩30%以上者,立即行胸腔闭式引流。

二、出血

1. 肺出血　发生率为10%~20%,CT显示沿针道周围肺组织高密度影,中心型肺癌发生率高于周围型肺癌。发生原因主要为穿刺损伤肺实质内血管以及刺中瘤体内血管所致。肺出血除使用一般止血药静脉滴注1~2天外,不需特殊处理。

2. 咯血 常为术中或术后少量血痰，30~50ml，持续 15 分钟左右后逐渐减少，术后 1~3 天内停止。常规使用一般止血药静脉滴注 2 天，不需特殊处理。大量咯血造成窒息罕见。

3. 胸腔内出血 血胸因穿刺损伤肋间和（或）肺内血管，血液沿针道流入胸膜腔。一般出血不足 100ml，CT 扫描仅见肺底有液性区，合并气胸可见小液平。出血量大于 300ml，CT 扫描可见明显积血和气液平面。出血量为 500~800ml，常因肋间动脉受损，出血迅速，导致有效血容量不足，患者面色苍白、冷汗淋漓，心率加快、血压一过性降低。此时应停止操作，立即退出所有穿刺针，平卧位放置患者，给予止血药和静脉快速补充以乳酸钠林格液为主的液体，必要时给予代血浆和升压药静脉滴注。密切观察血压、心率变化，待生命体征稳定后返回病房。常规止血药处理。

三、循环系统改变

CT 引导下经皮穿刺时，因紧张、疼痛或原有心脏疾病而诱发。最常见为窦性心动过速，给予密切观察、必要时给予相应抗心律失常药物。肋间神经阻滞不完全，穿刺疼痛会导致大汗淋漓、虚脱甚至休克，应立即给予升压药处理并补充有效循环血量。

四、术后发热

一般为低中度发热，体温 38℃左右，3~5 天恢复正常，血白细胞计数也降至正常。

五、放射性粒子移位及血行迁移

粒子种植后可以发生移位、迁移至远端细支气管、脱落游离至胸腔，甚至造成肺栓塞。

六、放射性损伤

目前尚未有放射性肺炎及周围危险器官放射性损伤的临床报道。

（柴树德 郑广钧 霍 彬）

参考文献

1. 柴树德，郑广钧，王俊杰，等．放射性粒子植入治疗胸部肿瘤．北京：人民卫生出版社，2012：4-9.

2. 霍彬，侯朝华，叶剑飞，等．CT 引导术中实时计划对胸部肿瘤 ^{125}I 粒子植入治疗的价值．中华放射肿瘤学杂志，2013，22：400-403.

3. Lee W，Daly B，Dipetrillo T，et al. Limited resection for non-small cell lung cancer：observed local control with implantation of I-125 brachytherapy seeds. Ann Thorac Surg，2003，75：237-243.

4. Mart R. Percutaneous CT-guided 103Pd implantation for the medically inoperable patient with T1N0M0 non-small cell lung cancer：A case report. Brachytherapy，2004，3：179-181.

5. Martínez-Mongea R. CT-guided permanent brachytherapy for patients with medically inoperable early-stage non-small cell lung cancer（NSCLC）. Lung Cancer，2008，61：209-213.

6. 柴树德,郑广钧,毛玉权,等. CT引导下经皮穿刺种植放射性 ^{125}I 粒子治疗晚期肺癌. 中华放射肿瘤学杂志,2004,13:291-293.
7. 郑广均,柴树德,毛玉权,等. 放射性125 I 粒子植入近距离放射治疗联合化学治疗晚期肺癌的近期疗效. 中国微创外科杂志,2008,8:122-124.
8. 胡效坤,王明友,杨志国,等. CT导引下经皮穿刺组织间植入 ^{125}I 放射微粒子治疗中心型肺癌的应用研究. 中华放射学杂志,2004,38:910-915.
9. 霍小东,郑广钧,柴树德,等. CT引导下 ^{125}I 放射性粒子植入治疗Ⅲ期非小细胞肺癌疗效分析. 中华放射医学与防护杂志,2012,32:199-203.
10. Zhang T, Lu M, Peng S, et al. CT-guided implantation of radioactive 125I seed in advanced non-small-cell lung cancer after failure of first-line chemotherapy. J Cancer Res Clin Oncol, 2014, 140:1383-1390.

第八章

放射性粒子植入治疗肺转移癌和纵隔淋巴结转移癌

第一节 概 述

肺转移癌是指原发于其他部位的恶性肿瘤经血液或淋巴液转移到肺。死于恶性肿瘤的患者中,20%~30% 有肺转移。肺转移发生的时间长短不一,少数肺转移癌比原发肿瘤更早发现。原发恶性肿瘤多来自乳腺、骨骼、消化道和泌尿生殖系统。肺转移癌多为两肺多发性病灶,大小不一,密度均匀。

肺转移癌多数有原发癌的症状,早期无明显的呼吸道症状。病变广泛时,可出现干咳、血痰和呼吸困难。并发癌性淋巴管炎、大量胸腔积液、肺不张或上腔静脉压迫时,呼吸困难明显。继发感染时有发热。转移性鳞癌可形成不典型的癌性空洞。生长较慢的转移性乳腺癌可形成弥漫性肺纤维化。

在胸部恶性肿瘤(食管癌、肺癌等)中,纵隔区淋巴结是常见的转移部位。T1 期、T2~4 期食管癌分别有 47.2%、82.1% 的患者出现淋巴结转移,其中以纵隔淋巴结为主。N0~1 期肺癌患者的纵隔淋巴结转移率可达 11%。纵隔淋巴结转移是肺癌或食管癌 5 年生存率低的主要原因,严重影响患者的生存质量。食管癌术后发生纵隔淋巴结转移患者的生存率低,2 年生存率仅为 2%。纵隔区淋巴结转移癌的治疗是一个极为棘手的问题。对于单个的淋巴结复发,美国国家癌症网络(NCCN)建议给予放疗或化疗;而对于术后或放疗后的纵隔淋巴结复发癌或转移癌,没有给出任何建议。由于纵隔淋巴结毗邻重要的解剖结构,外科手术风险较大,术后再次发生纵隔淋巴结转移癌的概率较高;既往常使用外照射放射治疗,但是射线必须穿过周围的正常组织才能到达转移的淋巴结,受到危及器官的耐受剂量限制,肿瘤区的治疗剂量提升受限,加上手术后血供较差,放射治疗不敏感,造成部分肿瘤未控制;强行提高剂量又易导致放射性肺炎、放射性食管炎、放射性气管炎、放射性气管 - 食管瘘、放射性脊髓炎等并发症。因此,寻找一种新的治疗方法控制纵隔淋巴结转移癌具有重要的临床价值。纵隔淋巴结分区对于治疗方式的选择具有重要意义。

国际肺癌协会(The International Association For The Study Of Lung Cancer, IASLC)纵隔淋巴结分区:

第1组:上界为环状软骨下缘;下界为双侧锁骨,正中为胸骨切迹上缘,气管中线将此区域淋巴结分为1R和1L。

第2组:2R上界为右肺尖和胸膜顶,中间为胸骨切迹上缘,下界为无名静脉与气管交叉处下缘,内界为气管左侧缘;2L上界为左肺尖和胸膜顶,中间为胸骨切迹上缘,下界为主动脉弓上缘。

第3组:右侧上界为胸膜顶,下界为隆突水平,前界为胸骨后,后界为上腔静脉前缘;左侧上界为胸膜顶,下界为隆突水平,前界为胸骨后,后界为左颈总动脉;3p上界为胸膜顶,下界为隆突水平。

第4组:4R包括右侧气管旁和气管前淋巴结,上界为无名静脉与气管交叉处下缘,下界为奇静脉下缘;4L气管左侧缘和动脉韧带之间,上界为主动脉弓上缘,下界为左肺动脉干上缘。

第5组:动脉韧带外侧淋巴结,上界为主动脉弓下缘,下界为左肺动脉干上缘。

第6组:升主动脉和主动脉弓前外侧淋巴结,上界为主动脉弓上缘切线,下界为主动脉弓下缘。

第7组:上界为气管隆突,左侧下界为下叶支气管上缘,右侧下界为中间干支气管下缘。

第8组:位于食管表面,除外隆突下淋巴结,上界为左侧为下叶支气管上缘,右侧为中间干支气管下缘,下界为膈肌。

第9组:肺韧带内淋巴结,上界为下肺静脉,下界为膈肌。

第10组:紧邻主支气管和肺门血管(包括肺静脉和肺动脉干远端),上界为右侧为奇静脉下缘,左侧为肺动脉上缘,下界为双侧叶间区域。

第11组:叶支气管开口之间,11s位于右侧上叶和中间干支气管之间,11i位于右侧中叶和下叶支气管之间。

第12组:紧邻叶支气管淋巴结。

第13组:段支气管周围淋巴结。

第14组:紧邻亚段支气管淋巴结。

(张福君　李玉亮)

第二节　肺转移癌和纵隔淋巴结转移癌治疗原则

1. 总体来讲,肺转移癌的治疗包括两个方面:针对原发疾病的治疗和针对肺部病灶的治疗。针对原发疾病的治疗在此不再赘述。

2. 根据2015版NCCN肺癌指南,针对不同临床表现的肺转移癌,有不同的治疗方式。对于可行外科手术切除的,首选外科手术,也可进行外放射治疗或立体定向放射治疗。对于产生气管阻塞症状的局部肿瘤,可以尝试外放射治疗、近距离照射(即放射性粒子植入)、光动力治疗、气管支架等；对于纵隔淋巴结转移，可以应用化学治疗、外放射治疗；对于产生上腔静脉阻塞的患者，可以放置上腔静脉支架。

3. 临床上只有少数患者能进行外科切除，即使能手术切除。对于不能切除的肺转移癌，射频消融、微波消融、放射性粒子植入及经导管动脉化学治疗栓塞等局部治疗均可延长肺转移癌患者生存期。

4. 放射性粒子植入治疗属于局部治疗，作为手术、外放射治疗、热消融等手段的补充，在肺转移癌的治疗中发挥着重要的作用，其具有高度适形放射治疗的特点。放射性粒子植入术的关键在于精确勾画靶区，以及满足穿刺技术、放射物理学方面的要求。精确度是植入术的第一要求。穿刺损伤一般出现在植入过程中，反复穿刺导致不同程度的损伤，主要包括出血、气胸等，中心性肺癌出现损伤的概率更大。出现气胸会使肿瘤的位置出现明显的移位。肿瘤的杀灭需要足够的放射剂量，同时又需要周围组织的剂量达到最低。如果无严格的剂量学保证，肿瘤得不到有效杀灭，或者正常组织、心脏、脊髓受到放射性损伤，将无法获得满意的疗效。

第三节　肺转移癌和纵隔淋巴结转移癌放射性粒子治疗适应证和禁忌证

一、肺转移癌

（一）适应证

1. 单个病灶　直径≤5cm。

2. 多个病灶

（1）单侧病灶数目≤3 个，最大病灶直径≤5cm。

（2）如为双侧病灶，每侧病灶数目≤3 个，最大病灶直径≤5cm。

（二）禁忌证

1. 合并其他远处转移者。

2. 恶病质，重要脏器功能严重衰竭者。

3. 严重凝血功能障碍，严重贫血，WBC$<3\times10^9$/L，血小板计数在 4×10^9 以下。

4. 一般情况较差，预期生存期小于 6 个月。

5. 气胸、液气胸或心包积液。

二、纵隔淋巴结转移癌

（一）适应证

1. 单个病灶　直径≤5cm。

2. 多个病灶　单侧病灶数目≤3 个，最大病灶直径≤5cm。

（二）禁忌证

1. 发生其他远处转移者。

2. 恶病质，重要脏器功能严重衰竭者。

3. 严重凝血功能障碍，严重贫血，WBC$<3\times10^9$/L，血小板计数在4×10^9以下。

4. 一般情况较差，预期生存期小于6个月。

5. 气胸、液气胸或心包积液。

（张福君　李玉亮）

第四节　肺转移癌和纵隔淋巴结转移癌放射性粒子治疗技术

一、术前准备

（一）仪器和设备

1. 螺旋CT。

2. 植入模板系统　包括模板支撑支架、植入模板。

3. 植入器、植入针。

4. TPS系统。

（二）术前准备

1. 完善相关检查，包括胸部强化CT、出血和凝血系列检查等。

2. 改善患者心肺功能。积极治疗高血压、冠心病及糖尿病等，纠正水电解质平衡，改善营养状况。

3. 气道准备，术前禁饮食，保留静脉通道。

4. 术前签署手术协议书。

（三）术前计划

1. 根据术前胸部CT、PET-CT或MRI图像制订治疗计划，如肿瘤为中心型、纵隔型或有纵隔淋巴结转移，应先行静脉血管造影增强CT扫描检查，明确肿瘤和血管位置。确定粒子植入个数及活度，订购粒子。

2. 放射性粒子选择　^{125}I粒子。

3. 放射性粒子活度　0.6~0.7mci。

4. 粒子处方剂量　单纯粒子治疗靶区剂量D90为120~140Gy，外照射后复发D90为110~120Gy。肿瘤靠近大气管、大血管慎重。

二、手术操作步骤

1. 体位　根据肿瘤生长部位选择不同体位。

（1）平卧位：适用于上叶前段、中叶内侧段、下叶内及前基底段肺癌。

（2）俯卧位：适用于上叶尖后段、下叶背段、下叶后基底段肺癌。

（3）侧卧位：适用于上叶前后段腋窝支肿瘤、中叶外侧段、下叶前段、外侧段。

2. 接心电监护，开通静脉通道。

3. CT 定位　常规层厚 0.5cm 扫描，确定肿瘤部位，并在体表标记范围，选择相应肋间隙作为穿刺植入平面，并确定进针位置、角度和深度。

4. 若可安放模板，常规消毒、局麻后，将支撑支架调整至肿瘤体表标记区，旋转模板使其与肋骨走行平行且与 CT 扫描平面垂直，锁紧支撑支架和植入模板各旋钮，当安放模板有困难时，可采用单针、多角度穿刺，扇形布源，靠近胸壁分布稀疏，避免剂量热点。

5. 植入粒子　根据 CT 定位，以肿瘤中心为试穿进针点，试穿，经 CT 扫描满意后，以此点为基准，在此平面间隔 1cm 插入粒子植入针，深度为穿过肿瘤中心距肿瘤边缘 0.5cm。CT 再次扫描确定准确位置后，用植入枪按计划植入粒子。

6. 植入完成后，CT 依层扫描，确定各层面植入的粒子分布及粒子数，如有粒子稀疏或遗漏，应立即补种，以期与术前治疗计划相符。

7. 将术后植入图像输入 TPS 治疗计划系统进行剂量验证。

8. γ 射线监测仪检测患者、CT 床、器械台、地面、植入器械及术者身体有无粒子残留。由术者、护士、技术员 3 人在放射性粒子使用登记本上签字，确定粒子的来源、去向、存储等，符合国家放射性物质使用登记。

三、手术操作注意事项

1. 术前全面检查，选择正确的治疗适应证，制定 TPS 治疗计划。

2. 粒子植入须有影像引导。

3. 纵隔淋巴结转移癌由于位置深，周围毗邻主动脉、肺动脉、上腔静脉、食管、气管等重要的组织结构，选择安全的穿刺路径非常重要。经皮经肺是常见的穿刺途径。对于无法经该途径穿刺到达病灶者，必要时可经上腔静脉进行穿刺。但需要注意的是，必须严格限定穿刺次数。在针尖触及上腔静脉之前，可根据病灶对穿刺方向进行微调；一旦穿至上腔静脉，必须保持穿刺方向的稳定性，以免造成血管壁的撕裂，导致大出血、休克甚至死亡。

4. 及时处理气胸、出血等并发症。

5. 根据肿瘤病理学类型、分期和患者情况决定是否联合化学治疗或外放射治疗。

6. 若两侧肺部均有病灶，一般先治疗一侧肺的病灶，1 周左右后再治疗对侧。

7. CT 引导下经皮穿刺粒子植入治疗计划基于 CT 或 MRI 图像。计划靶区为影像学边界外放 0.5~1.0cm。肿瘤与血管关系密切时，应使用静脉造影剂，增强 CT 扫描。肿瘤与肺不张分界不清时，推荐应用 MRI 或 PET-CT，便于标出靶区。CT 引导下插植粒子针，间距 1cm。对于可使用植入模板的部位，要使用模板，确保粒子分布均匀，符合术前计划；在不能使用模板的部位，可选几个肋间隙作为进针点，粒子可以呈扇形分布，使粒子在肿瘤病灶内分布尽量均匀。

8. 肿瘤位于食管、心脏和脊髓附近时应用剂量体积直方图（dose volume histogram，DVH）

进行周围器官受辐射剂量评估。

9. 植入完成后实施术后剂量验证。

四、术后处理

1. 患者返回病房过程中，由专人护送，手术部位遮盖 0.25mm 铅当量的铅单。
2. 术后心电监护，待平稳后取消。
3. 术后 24 小时复查胸片，观察有无继发气胸、血胸或粒子移位。
4. 置放胸腔闭式引流者常规进行胸腔引流瓶护理。
5. 根据患者病理类型及全身一般状况给予化学治疗。

（张福君　李玉亮）

第五节　临床治疗疗效

术后定期随访，术后 1 个月复查，之后每 3 个月复查 1 次，2 年后每 6 个月复查 1 次，5 年后每年复查 1 次，行胸部强化 CT 及肿瘤标志物检测。观察局部控制、生存期和毒副反应。

（张福君　李玉亮）

第六节　并　发　症

1. 气胸　一般为穿刺针刺破正常的胸膜所致。当肺压缩 10% 以下时一般可继续操作。当压缩量超过 30% 时，一般需置放胸腔闭式引流。

2. 肺出血　发生率为 10%~20%，中心型肺癌发生率高于周围型肺癌。除穿刺过程中损伤瘤体内血管导致出血外，针道周围正常肺实质的血管损伤是导致肺出血的常见原因。CT 扫描可见针道附近肺组织实变。范围较大时，术后可有低热，一般低于 38℃。一般应用止血药物（血凝酶、氨甲苯酸、酚磺乙胺等）静脉推注或静脉滴注。

3. 胸腔内出血　较为少见，主要原因为穿刺针损伤肋间血管、肺内血管，血液沿针道流入胸腔。CT 扫描可见肺底存在液性区，同时有气胸存在时可见气液平。如出血量较大（500~800ml）时，可产生短时心跳加快、血压一过性降低、面色苍白、大汗等症状。常见原因为肋间动脉受穿刺损伤，出血迅速，导致有效血容量不足。此时可经穿刺针送入弹簧圈，栓塞出血动脉，密切注意血压、脉搏变化，同时加快补液速度。

4. 上腔静脉出血　经上腔静脉途径植入粒子的纵隔淋巴结转移癌患者，术后即时行 CT 扫描，明确有无纵隔血肿及上腔静脉出血。少量出血可自行吸收。血管壁撕裂造成的大出血一般发生迅猛，短期内出现失血性休克甚至死亡。术前应严格把握适应证，请胸外科、心外科、麻醉科等相关科室会诊，制订详细的应急预案。一旦发生大出血，组织相关科室积极抢救。

5. 咯血　一般为术中或术后少量咳血痰，通常为穿刺针将肺内小血管和支气管贯穿连通所致。一般出血量较少,可自行停止。必要时应用止血药物。

6. 针道出血　通常原因是穿刺针刺入瘤体后刺中血管,拔出针芯后有血液涌出。解决方法是重新置入枕芯,将针退出 1~2cm,停止退针。同时在距此出血针道旁 0.5cm 处再植入 1 针至相同深度,拔出针芯后常无血涌出,再植入粒子。当手术结束后,将出血针芯拔出观察,大多数情况下原针道不再出血,可最后拔出此针。

7. 粒子移位　粒子在术后可发生移位,迁移至远端细支气管、脱落游离至胸腔,甚至发生肺栓塞。主要副作用是肺的放射性损伤,包括急性放射性肺炎和放射性肺纤维化。

(张福君　李玉亮)

参考文献

1. Tachimori Y,Nagai Y,Kanamori N,et al. Pattern of lymph node metastases of esophageal squamous cell carcinoma based on the anatomical lymphatic drainage system. Dis Esophagus,2011,24:33-38.
2. Kanzaki R,Higashiyama M,Fujiwara A,et al. Occult mediastinal lymph node metastasis in NSCLC patients diagnosed as clinical N0-1 by preoperative integrated FDG-PET/CT and CT:Risk factors,pattern,and histopathological study. Lung Cancer,2011,71:333-337.
3. Meier I,Merkel S,Papadopoulos T,et al. Adenocarcinoma of the esophagogastric junction:the pattern of metastatic lymph node dissemination as a rationale for elective lymphatic target volume definition. Int J Radial Oncol Biol Phys,2008,70:1408-1417.
4. Ettinger DS,Wood DE,Akerley W,et al. Non-Small Cell Lung Cancer,Version 6. 2015. J Natl Compr Canc Netw,2015,13:515-524.
5. Zhao M,Liu B,Li SY,et al. Experimental computed tomography-guided vena cava puncture in pigs for percutaneous brachytherapy of middle mediastinal lymph node metastases. Chin Med J(Engl),2015,128:1079-1083.

第九章

放射性粒子植入治疗腔道恶性肿瘤

第一节　概　　述

放射性粒子植入在泌尿系统、头颈部、肝脏等实体肿瘤治疗中得到广泛应用，并取得了较好的临床疗效。而对于腔道恶性肿瘤，由于其特殊的解剖结构，常规粒子植入比较困难，且并发症发生率较高，限制了临床应用。近年来，随着介入技术的不断发展，通过支架携带放射性粒子置入到空腔脏器治疗肿瘤的新技术，逐渐成为临床有效的治疗方式，尤其在食管癌性狭窄、恶性胆道梗阻等方面逐渐被临床所接受。

吞咽困难为晚期食管癌患者的主要临床症状，外放疗可有效减轻症状，但起效时间较慢，且易致食管气管瘘、放射性食管炎和肺炎等。近年来，食管支架置入已成为食管癌性狭窄的重要治疗手段，然而普通食管支架无法控制肿瘤进一步生长，术后支架内易再发狭窄，影响长期疗效。食管粒子支架是在普通自膨式覆膜金属支架外周捆绑 ^{125}I 放射性粒子，将食管支架的扩张作用与 ^{125}I 粒子的近距离放疗作用相结合，从而有效地缓解吞咽困难症状，同时通过持续低剂量照射治疗肿瘤降低支架再狭窄的发生率，延长支架通畅时间，改善食管癌患者的生活质量，延长生存时间。

恶性胆道梗阻是各种恶性肿瘤性病变导致直接或间接胆道梗阻，病因复杂，发病隐匿，临床症状常不典型，患者预后较差，3 年生存率为 18%~52%，5 年生存率为 5%~31%。由于恶性胆道梗阻患者临床症状隐匿，只有 10%~20% 的患者有机会行手术根治，即使手术，术后肝衰竭和肿瘤复发的概率较高。化疗、姑息性胆道减压、支持治疗可提高患者生活质量。然而，除某些高分化的胆系肿瘤外，化疗整体疗效仍不理想，目前仅有有限的几个临床试验证明化疗比单纯的姑息治疗可以提高患者的生活质量。胆道周围脏器对外照射治疗敏感、耐受性差，传统外照射治疗的照射野常包括邻近未受到肿瘤侵犯的正常淋巴结、血管等组织，容易引起严重的十二指肠 / 幽门溃疡、狭窄等放射性损伤。目前导致胆道梗阻的肝胆等恶性肿瘤主要发生于发展中国家，中国人口众多、恶性胆道梗阻发病率较高，亟需有效的新型治疗手段。国内学者将粒子支架延伸应用至恶性胆道梗阻，研发出由粒子携带装置和普通胆道支架两部分组成的支架置入联合粒子近距离照射系统，取得了较好的临床疗效。

本章主要就食管粒子支架、胆道粒子支架的安全性、有效性以及技术规范作一介绍。

（郭金和　李玉亮）

第二节　放射性粒子植入治疗腔道恶性肿瘤治疗原则

一、食管癌治疗原则

针对食管癌，NCCN 临床实践指南采用模块化对策处理，即将不同情况的治疗方案归为不同的治疗模块（ESOPH）。首先多学科评估，适合外科手术者→ ESOPH-3；不适合手术或拒绝手术者→ ESOPH-7。对于不能手术的患者，Tis 癌首选内镜下黏膜切除术（endoscopicmucosalresection，EMR）或者烧灼治疗；Tla 患者行 EMR+ 烧灼治疗；Tlb 患者行 EMR+ 烧灼治疗，对预后不良的患者可考虑放化疗（推荐氟尿嘧啶类及紫杉类）；T2-4 患者，如能耐受放化疗→根治性放化疗或化疗或放疗或支持治疗；如不能耐受放化疗→姑息性放疗或支持治疗。放疗和化疗可以作为一种有效的姑息性治疗手段。作为内放疗的一种，放射性粒子支架既能缓解进食梗阻的症状，又能对肿瘤进行内放射治疗，近年来引起医疗界的广泛关注。

二、恶性胆道梗阻治疗原则

NCCN 尚未有专门的恶性胆道梗阻的治疗指南发布，下面提供肝内胆管细胞癌和肝外胆管细胞癌的治疗原则，以作参考。

1. 肝内胆管细胞癌　对于可切除的肝内胆管细胞癌，予以手术切除或射频消融治疗。其中对于无局部病灶残留（R0 切除），考虑观察、参加临床试验、以 5-Fu 为基础的或以吉西他滨为基础的化疗方案等；对于术后镜下边缘（R1）或局部淋巴结阳性的，考虑 5-Fu 化疗、以 5-Fu 或吉西他滨为基础的化疗；局部病灶残留（R2 切除），考虑吉西他滨 / 顺铂联合化疗、参加临床试验、以 5-Fu 或吉西他滨为基础的化疗、局部治疗；对不可切除的肝内胆管细胞癌，考虑吉西他滨 / 顺铂联合化疗、以 5-Fu 或吉西他滨为基础的化疗、5-Fu 化疗、支持关爱治疗。对出现转移的肝内胆管细胞癌，考虑吉西他滨 / 顺铂联合化疗、5-Fu 为基础的或以吉西他滨为基础的化疗、支持关爱治疗。

2. 肝外胆管细胞癌　对于可切除的肝外胆管细胞癌，考虑手术切除、腹腔镜分期、术前引流。切除术后边缘阳性（R1）或切除组织有残留病变（R2）或局部淋巴结阳性，考虑在 5-Fu 或吉西他滨化疗之后予以 5-Fu 化疗、以 5-Fu 或吉西他滨为基础的化疗；切除边缘阴性的，考虑观察、参加临床试验、5-Fu 化疗、以 5-Fu 或吉西他滨为基础的化疗。对于不可切除的或者出现转移的肝外胆管细胞癌，考虑胆道引流和活检，可选择使用吉西他滨 / 顺铂联合化疗、以 5-Fu 或吉西他滨为基础的化疗、5-Fu 化疗、支持关爱治疗。

（郭金和　李玉亮）

第三节 放射性粒子植入治疗腔道恶性肿瘤适应证和禁忌证

一、食管粒子支架适应证

1. 适应证 包括:①临床、病理证实为晚期食管癌;无法实施或拒绝手术 / 放射治疗;②病变上缘平第 7 颈椎下缘,无穿孔征象;③具有进行性吞咽困难的症状,吞咽指数 3 分或 4 分,造影证实明显食管狭窄;④预计生存期大于 3 个月,ECOG 评分 0~3 分。

2. 禁忌证 包括:①非食管癌性吞咽困难;② ECOG 评分 4 分,吞咽指数 1~2 分,无法取得患者配合;③病变上缘超过第 7 颈椎,溃疡型食管癌;④白细胞计数小于 3×10^9/L,肝、肾衰竭。

二、胆管粒子支架适应证

1. 适应证 包括:①有黄疸等胆道梗阻的临床症状;②影像学、实验室检查、组织 / 细胞学活检或前期手术证实的恶性胆道梗阻;③ Bismuthe-Corlette Ⅰ型、Ⅱ型胆管梗阻;④ ECOG 评分 0~3 分;⑤无法或患者拒绝行外科手术切除病灶。

2. 禁忌证 包括:①良性胆道梗阻;②合并有胆道穿孔;③既往有支架置入或胆道手术史;④具有经皮肝穿刺胆道引流术的禁忌证;⑤ ECOG 评分 4 分;⑥ Bismuthe-Corlette Ⅲ、Ⅳ型胆管梗阻。

(郭金和 李玉亮)

第四节 放射性粒子植入治疗腔道恶性肿瘤技术

一、食管粒子支架

1. 术前准备

(1) 完善相关检查,包括食管造影、胸部强化 CT、出凝血系列等;

(2) 改善患者心肺功能。积极治疗高血压、冠心病及糖尿病等,纠正水电解质紊乱,改善营养状况;

(3) 术前禁食、水,保留静脉通道。

(4) 术前签署手术协议书。

2. 术前计划

(1) 根据术前胸部强化 CT 图像制订治疗计划,确定粒子植入个数及活度,订购粒子。根据 CT 图像和上消化道造影确定支架直径和长度,订制食管粒子支架系统。

(2) 放射性粒子选择:^{125}I 粒子。

（3）放射性粒子活度：0.4~0.5mci。

（4）粒子处方剂量：单纯粒子治疗靶区剂量 D90 为 70~90Gy，外照射后复发者粒子治疗处方剂量为 60~70Gy，植入的靶区剂量范围要超过肿瘤外 0.5cm。

（5）支架：设计支架，粒子间距 1cm，根据术前计划，达到处方剂量。根据病变情况确定支架直径及长度。订制食管粒子支架系统。

3. 手术操作步骤

（1）体位：去枕平卧位，患者带口托，头后仰。

（2）接心电监护，开通静脉通道。

（3）装配支架：穿铅衣、铅帽，戴铅手套，外防护下装配食管粒子支架系统。

（4）DSA 定位：150cm 超滑导丝配合 5F 单弯导管通过狭窄段，撤出导丝，经导管造影明确狭窄段位置及长度。

（5）粒子支架释放：交换 260cm 超硬金属导丝，置入粒子支架系统到达预定部位，并释放。

（6）术后 3 天行食管造影，增强 CT 扫描，将图像输入 TPS 治疗计划系统进行剂量验证。

（7）γ 射线监测仪检测患者、CT 床、器械台、地面、植入器械及术者身体有无粒子残留。由术者、护士、技术员 3 人在放射性粒子使用登记本上签字，确定粒子的来源、去向、存储等，符合国家放射性物质使用登记。

4. 术后处理

（1）患者返回病房过程中，由专人护送，手术部位遮盖 0.25mm 铅当量的铅单。

（2）术后心电监护，待平稳后取消。

（3）术后 24 小时复查胸片，观察有无支架或粒子移位。

（4）术后定期随访，术后每 2 个月复查 1 次，1 年后每 4 个月复查 1 次，行食管造影胸部（或上腹部）强化 CT、肿瘤标志物和（或）肝肾功能检测。

二、胆道粒子支架操作流程

1. 术前准备

（1）完善相关检查，包括 MRCP、生化、出凝血功能检查等。

（2）纠正水电解质紊乱，清蛋白水平及改善营养状况。

（3）术前禁食、水，保留静脉通道。

（4）术前签署手术协议书。

2. 术前计划

（1）根据术前 MRCP 图像制订治疗计划，确定粒子植入粒子数及活度，订购粒子；确定支架直径和长度，订制胆道粒子支架系统。

（2）放射性粒子选择：^{125}I 粒子。

（3）放射性粒子活度：0.6~0.7mci，处方剂量 110~140Gy。

（4）支架：设计支架，粒子间距 1cm，根据术前计划，达到处方剂量。

3. 手术操作步骤

（1）体位：患者取仰卧位。

（2）接心电监护，开通静脉通道。

（3）操作过程：局麻下经右侧腋中线第 8~9 肋或剑突下为穿刺点，透视 /B 超监视下用 PTCD 专用穿刺针（COOK）穿刺扩张的胆管；推注造影剂显示病变的长度及梗阻程度并做标记，交换 260cm 超硬、超长导丝并撤出导管；根据病变的长度选择适当的胆道内照射支架系统，要求粒子携带装置的粒子段完全覆盖病变，普通胆道支架要短于携带装置 10mm。

（4）装配粒子携带装置：穿铅衣、铅帽，戴铅手套，装配胆道粒子携带装置。

（5）粒子支架的释放：用 6mm × 40mm 球囊先扩张梗阻的胆道，再沿超硬导丝将粒子携带装置推送至病变部位，采用近端定位法确认定位准确后释放；退出释放器，沿超硬导丝将普通胆道支架推送到胆道梗阻段，并与胆道粒子装置粒子段重叠。

（6）γ 射线监测仪检测患者、CT 床、器械台、地面、植入器械及术者身体有无粒子残留。由术者、护士、技术员 3 人在放射性粒子使用登记本上签字，确定粒子的来源、去向、存储等，应符合国家放射性物质使用登记。

4. 术后处理

（1）患者返回病房过程中，由专人护送，手术部位遮盖 0.25mm 铅当量的铅单。

（2）术后心电监护，待平稳后取消。

（3）术后留置外引流管（COOK），连续 3 天用甲硝唑 50ml 冲洗引流管并夹管，2 周后行引流管造影了解支架通畅情况并拔除外引流管。

（4）术后定期随访，术后每 2 个月复查 1 次，1 年后每 4 个月复查 1 次，行腹部 MRCP 或强化 CT、肿瘤标志物和（或）肝肾功能检测。

（郭金和　李玉亮）

第五节　临床治疗疗效

关于空腔脏器粒子支架植入疗效，国外鲜有报道，主要由国内学者所述。

一、食管粒子支架疗效

郭金和等通过动物实验及小规模临床前瞻性随机对照研究发现，^{125}I 放射性食管粒子支架在短期内吞咽困难缓解程度与普通支架相似，但长期疗效及患者生存时间明显优于普通食管支架组（7 个月 *vs.* 4 个月）。鹿博等通过随机对照研究发现，^{125}I 放射性食管粒子支架在不增加并发症的同时能明显改善晚期食管癌患者食管狭窄症状和延长患者的生存期（9.8 个月 *vs.* 4.8 个月）。滕皋军课题组开展了一项多中心、前瞻性、随机对照临床研究结果显示，食管粒子支架较自膨式金属覆膜支架治疗无法手术切除食管癌性梗阻，有效改善了吞咽困难症状，延长了患者的生存时间（中位生存期：177 天 *vs.* 147 天，P=0.0046）。

二、胆管粒子支架疗效

目前采用胆管支架联合碘粒子植入治疗恶性胆道梗阻的疗效主要为国内学者报道。手术方式主要分为两种：一是采用胆道支架联合粒子条，二是采用胆道粒子支架系统。姚红响等采用胆道支架联合粒子条腔内照射治疗恶性梗阻性黄疸，36 例患者黄疸症状均有明显改善，中位生存期 10.9 个月。黄兢姚等报道经胆道支架内植入放射性粒子条治疗恶性胆道梗阻，38 例患者胆红素下降明显，中位生存期 11 个月。戴真煜等选取 28 例恶性胆道梗阻患者行经皮胆道支架联合支架旁碘粒子条植入，术后梗阻性黄疸症状逐步改善，中位生存期为 4.7 个月，平均生存期为 5.7 个月。朱海东等进行的单中心、前瞻性、随机对照研究发现，胆道粒子支架较普通胆道支架治疗无法手术切除的恶性胆道梗阻，降低了植入术后并发症发生率，中位生存期也体现出较大优势：粒子支架组为 7.4 个月，普通支架组为 2.5 个月。由于该研究的样本量较小，胆道粒子支架的疗效需要进一步的大样本、多中心、前瞻性、Ⅲ期随机对照研究证实。

（郭金和　李玉亮）

第六节　并　发　症

一、食管粒子支架

国内学者的临床研究表明，食管粒子支架置入的成功率以及置入术后并发症的发生率与普通食管支架相似，且经过对症治疗均能有效缓解。食管粒子支架外周携带的 ^{125}I 粒子稳定性好，不会增加治疗相关并发症的发生率。滕皋军等进行的多中心前瞻性随机对照研究报道了食管粒子支架及普通食管支架植入后主要的并发症发生率：胸骨后疼痛（试验组 23%VS 对照组 20%）、食管瘘形成（试验组 8%VS 对照组 7%）、肺部感染（试验组 15%VS 对照组 19%）、出血（试验组 7%VS 对照组 7%）、再发吞咽困难（试验组 28%VS 对照组 27%），未发生支架移位、粒子脱落等并发症。

二、胆管粒子支架

胆管粒子支架植入术后可能的并发症包括肝动脉、门静脉损伤出血、血胸、胆漏、胆汁瘤、胆道感染、胰腺炎、支架移位、断裂以及粒子脱落等。胆管粒子支架由于其专门研究设计的“套叠式”支架输送系统，使其能够通过 10F 鞘送入，避免了由于粒子支架系统整体直径较一般胆道支架稍大，植入过程中可能产生的对通道周围的机械性损伤。

朱海东等报道的单中心随机对照临床研究结果发现：胆管粒子支架植入术中及术后随访期间，粒子支架系统的内、外支架均未见移位，两者之间未发生相对移位。除 1 例受试者术后出现难以忍受的疼痛外，粒子支架组未发生其他严重手术相关并发症。而普通支架组中，随访期间共有 2 例受试者出现严重腹痛，2 例出现严重的肺部感染，1 例出现消化道出血。

两组之间的手术相关并发症发生率无明显统计学差异($P>0.05$)。

三、注意事项

无论是食管粒子支架或是胆管粒子支架,术前的评估和治疗计划都非常必要。术前需评估引起梗阻的原因是良性还是恶性。

(一) 食管粒子支架注意事项

1. 食管癌患者需经病理证实为食管癌性梗阻。

2. 术前建议吞服钡餐或者口服对比剂进行造影,明确梗阻类型、梗阻段长度以及是否有食管气管瘘形成。

3. 术前常规进行胸部 CT 平扫及增强扫描,根据 TPS 系统制订粒子植入计划。

4. 术中需取得患者配合,常规服用口腔麻醉药物,避免由于支架植入过程中引起的反应性恶性呕吐影响手术操作。

5. 对于造影提示狭窄程度严重者或推送器输送阻力较大者,需选用球囊预扩张,可使操作顺利进行并减少出血、穿孔等并发症的发生。支架成功释放后需再次造影证实支架在位、通畅。

6. 术后忌食冷硬粗糙食物,避免支架滑落、移位或阻塞。

(二) 胆管粒子支架注意事项

1. 胆道梗阻患者亦需经病理或影像学证实为恶性肿瘤引起。

2. 术前的影像学检查,包括 MRCP、腹部 CT 有助于明确梗阻类型及梗阻长度、狭窄程度。

3. 对术中因胆管支架植入引起胆心反射的情况,应及时使用阿托品。

4. 术后对所有患者给予心电监护、吸氧、护肝、退黄、止血、对症等治疗,并注意观察胆汁引流液的颜色、性状及引流量,对于胆道引流通畅、无感染出血等征象的患者,术后根据胆汁引流情况先予夹闭引流管,无明显不适者再予拔除引流管。

5. 术后复查肝功能、血常规、电解质、免疫指标、肿瘤指标、凝血功能以及腹部增强 CT 或 MRCP 等,了解胆道支架是否在位通畅、病灶是否进展。

(郭金和　李玉亮)

参考文献

1. Pennathur A, Gibson MK, Jobe BA, et al. Oesophageal carcinoma. Lancet, 2013, 381: 400-412.
2. Hindy P, Hong J, Lam-Tsai Y, et al. A comprehensive review of esophageal stents. Gastroenterol Hepatol(N Y), 2012, 8: 526-534.
3. Skipworth JR, Olde DSW, Imber C, et al. Review article: surgical, neo-adjuvant and adjuvant management strategies in biliary tract cancer. Aliment Pharmacol Ther, 2011. 34: 1063-1078.
4. Lanthaler M, Biebl M, Strasser S, et al. Surgical treatment of intrahepatic cholangiocarcinoma—a single center experience. Am Surg, 2010, 76: 411-417.

5. Furuse J, Kasuga A, Takasu A, et al. Role of chemotherapy in treatments for biliary tract cancer. J Hepatobiliary Pancreat Sci, 2012, 19: 337-341.

6. Benson AB 3rd, D'Angelica MI, Abrams TA, et al. Hepatobiliary cancers, version 2. 2014. J Natl Compr Canc Netw, 2014, 12: 1152-1182.

7. Guo JH, Teng GJ, Zhu GY, et al. Self-expandable esophageal stent loaded with 125I seeds: initial experience in patients with advanced esophageal cancer. Radiology, 2008, 247: 574-581.

8. 鹿博,吴明波,吴萍,等. 125I 粒子食管支架治疗食管癌术后食管再狭窄的疗效与安全性. 中华放射学杂志,2014,48:311-315.

9. Zhu HD, Guo JH, Mao AW, et al. Conventional stents versus stents loaded with (125) iodine seeds for the treatment of unresectable oesophageal cancer: a multicentre, randomised phase 3 trial. Lancet Oncol, 2014, 15: 612-619.

10. Zhu HD, Guo JH, Zhu GY, et al. A novel biliary stent loaded with (125) I seeds in patients with malignant biliary obstruction: preliminary results versus a conventional biliary stent. J Hepatol, 2012, 56: 1104-1111.

第十章

放射性粒子植入治疗肝癌

第一节 概 述

NCCN 采用的 TNM 分期方式在国际上最为规范，但认可程度却较低。AASLD 采用巴塞罗那临床肝癌（Barcelona clinic liver cancer，BCLC）分期与治疗标准，这是目前将肿瘤分期治疗方案和预期生存相结合的唯一分期系统，更加全面地考虑了肿瘤、肝功能和全身情况，且具有循证医学高级别证据支持，因此得到全球公认并广泛采用。放射性粒子治疗肝癌的前提是要明确肝癌的临床分期和血供类型。

一、原发性肝癌的 2002 年 AJCC 国际分期

1. 原发肿瘤（T）

TX：原发肿瘤无法评估；

T0：无原发肿瘤证据；

T1：孤立的肿瘤，没有血管浸润；

T2：孤立的肿瘤，有血管浸润，或多个肿瘤但≤5cm；

T3：多个肿瘤 >5cm，或肿瘤侵及门静脉或肝静脉的主要分支；

T4：肿瘤直接侵犯除胆囊外的邻近器官或有脏层腹膜穿孔。

2. 区域淋巴结（N）

NX：区域淋巴结无法评估；

N0：无区域淋巴结转移；

N1：有区域淋巴结转移。

区域淋巴结指肝门淋巴结，如位于肝十二指肠韧带、肝静脉和门静脉周的淋巴结，也包括沿下腔静脉、肝静脉和门静脉的淋巴结。除此外任何淋巴结转移均应视为远处转移，分期为 M1。膈下淋巴结转移分期也应为 M1。

3. 远处转移（M）

MX：远处转移无法评估；

M0:无远处转移;

M1:有远处转移;

远处转移多见于骨和肺。肿瘤可以穿透肝包膜侵犯邻近器官,如肾上腺、横膈和直肠,或破裂导致急性出血和腹膜癌种植。

4. 临床分期

I 期:T1,N0,M0;

Ⅱ期:T2,N0,M0;

ⅢA 期:T3,N0,M0;

ⅢB 期:T4,N0,M0;

ⅢC 期:任何 T,N1,M0;

Ⅳ期:任何 T,任何 N,M1。

二、中国抗癌协会肝癌专业委员会原发性肝癌分期

中国抗癌协会肝癌专业委员会原发性肝癌分期如表 10-1 所示。

表 10-1 原发性肝癌分期标准(中国抗癌协会肝癌专业委员会 2001 年修订)

<table>
<tr><th colspan="8">原发性肝癌的临床分期</th></tr>
<tr><th rowspan="2">分期</th><th rowspan="2">肿瘤</th><th rowspan="2">癌栓</th><th>淋巴结肿大</th><th rowspan="2">远处转移</th><th>肝功能分级</th><th colspan="2">对应分期</th></tr>
<tr><th>(肝门、腹腔)</th><th>Child-Pugh</th><th>TNM(UICC)</th><th>TNM(AJCC)</th></tr>
<tr><td>Ⅰa</td><td>单个最大直径≤3cm</td><td>无</td><td>无</td><td>无</td><td>A</td><td>Ⅰ/Ⅱ</td><td>Ⅰ</td></tr>
<tr><td>Ⅰb</td><td>单个或两个最大直径之和≤5cm,在半肝</td><td>无</td><td>无</td><td>无</td><td>A</td><td>Ⅱ</td><td>Ⅰ/Ⅱ</td></tr>
<tr><td>Ⅱa</td><td>单个或两个最大直径之和≤10cm,在半肝;或≤5cm 在左右两半肝</td><td>无</td><td>无</td><td>无</td><td>A</td><td>Ⅱ/ⅢA</td><td>ⅢA</td></tr>
<tr><td rowspan="2">Ⅱb</td><td>单个或两个最大直径之和 >10cm,在半肝;或 >5cm,在左右两半肝;或多个</td><td>无</td><td>无</td><td>无</td><td>A</td><td rowspan="2">Ⅱ/ⅢA
ⅢB/ⅣA</td><td rowspan="2">ⅢA/ⅢB/ⅢC</td></tr>
<tr><td>任何</td><td>门脉分支、肝静脉或胆管</td><td>无</td><td>无</td><td>A 或 B</td></tr>
<tr><td>Ⅲa</td><td>任何</td><td>门脉主干、下腔静脉</td><td>或有</td><td>或有</td><td>A 或 B</td><td>ⅢB/ⅣA/ⅣB</td><td>ⅢA/ⅢB/ⅢC</td></tr>
<tr><td>Ⅲb</td><td>任何</td><td>任何</td><td>任何</td><td>任何</td><td>C</td><td>I-ⅣB</td><td>I-Ⅳ</td></tr>
</table>

注:三种分期方法并非能完全对应

(李子祥 胡效坤)

第二节　肝癌治疗原则

1. 根据美国 2011 年肝病学会更新版肝癌治疗指南，外科手术切除被认为是首选的最有效的根治方法。但是，对于多发病灶、伴有肝外转移、肝功能差、严重肝硬化以及肿瘤邻近危险脏器的肝癌患者，均已失去外科手术的指征，仅有不到 30% 的肝癌患者可进行外科手术治疗，即使能手术切除，术后 5 年内复发率高达 36%~66%，所以单靠手术切除难达治愈目的。原发性肝癌全身化学治疗和放射治疗效果不佳，肝移植仅对小肝癌患者有价值，且普及率较低。因此影像导引下的介入治疗起到越来越重要的作用。根据 NCCN 治疗指南，射频消融、微波消融、经皮乙醇注射、经导管动脉化学治疗栓塞及放射性核素微球等局部治疗均可延长肝癌患者生存期。对于未能切除的肝癌患者，肝动脉栓塞化疗（TACE）是首选的介入治疗疗法，但合并严重肝硬化、门静脉主干癌栓者不适合 TACE，乏血供型肝癌效果不佳。

2. 放射性粒子植入治疗属于局部治疗，作为手术、外放射治疗、介入等手段的补充，在肝癌治疗中发挥着重要的作用，其具有高度适形放射治疗的特点。应用于肝癌的治疗应遵循以下原则：①术前用 CT 或超声探查肿瘤大小、位置及与血管关系，利用 TPS 制定出治疗计划；术中根据 TPS 设计插置粒子植入引导针，可采用经肝、经皮穿刺的方法植入粒子；②粒子与可能造成功能损害的周围重要器官的距离大于 1cm；③粒子植入后即刻超声或 CT 探查，粒子分布不均时在“冷点区”补充粒子；④术后进行质量验证，剂量低于 120Gy 时应补充外照射或再次行粒子治疗，根据分期、患者一般状况联合 TACE 或靶向治疗。

（李子祥　胡效坤）

第三节　肝癌放射性粒子治疗适应证和禁忌证

一、患者一般情况

1. 患者一般情况较好，无明显心、肺、肾等重要脏器器质性病变；或心、肺、肾等重要脏器有器质性病变，但功能状况尚可；或心、肺、肾等重要脏器有器质性病变，功能状况较差，无法或不能耐受外科切除手术。

2. 不愿外科切除手术者。

3. 肝功能有较明显损害，不适宜肝切除术者。

4. 无明显脾大及脾功能亢进（白细胞计数低于 $3\times10^9/L$，血小板低于 $50\times10^9/L$）的临床表现。

二、患者局部情况

1. 局部晚期无法手术切除者。

2. 肿瘤直径≤7cm。

3. 没有侵犯大血管。

4. 术中残留和(或)瘤床切缘阳性

5. TACE 治疗后控制不佳者或 TACE 后粒子植入治疗的序贯综合治疗者。

6. 肝切除术后近期复发的小癌灶,不适宜或者不愿接受再次肝切除者。

(李子祥 胡效坤)

第四节 肝癌放射性粒子植入技术

一、术前准备

1. 术前 1 周内查血常规、出血和凝血时间、肝肾功能、AFP 等。

2. 术前 6 小时禁食。

3. TPS 计划系统的应用 术前 1 周行 CT 扫描(层厚 5mm),对 CT 资料进行三维重建,观察肿瘤大小、形态、位置、与肝内大血管的关系,为选定穿刺点、设计进针路线做充分准备。将图像传送到三维治疗计划系统,制订粒子植入计划,确定肿瘤靶区剂量,粒子数量和粒子空间排列。^{125}I 粒子活度为 0.6~0.8mCi,肿瘤匹配周边剂量(matched peripheral dose,MPD)为 110~160Gy,计划靶体积(PTV)为临床靶体积(CTV)外放 1.0cm,同时勾画肿瘤周围危及器官。根据剂量体积直方图(DVH)得出肿瘤和危及器官的实际接受剂量。

二、操作过程

1. 外科切除术中植入过程 在完成肿瘤切除术后,将 ^{125}I 粒子植入肿瘤床、残留癌组织及肝十二指肠韧带软组织内。粒子立体距离保持在 1.0~1.5cm,距离大血管、空腔脏器等 1.5cm 以上,植入前用戊二醛液浸泡,采用 18G 可防辐射植入器穿刺植入,动作轻柔准确,以避免损坏粒子外壳引起放射泄漏。

2. 影像引导植入过程

(1) CT 引导定位方法:根据病灶不同位置和术前计划,选取适当体位,如俯卧、仰卧、左侧卧、右侧卧等。扫描前用不透 X 线的自制栅格贴于进针大体位置,以 0.5~1.0cm 层厚扫描,选择进针平面,设计模拟进针路线,将预定进针点在皮肤表面做出标记,同时测量进针深度和角度。常规消毒,铺巾,局麻。

(2) 植入过程:在 CT 引导下,采用分步进针法,将 18G 穿刺针分别进至靶点,按照巴黎原则(放射源呈直线排列,相互平行且距离相等),以 0.5~1.0cm 间隔逐颗将 ^{125}I 粒子植入到瘤体内。即刻 CT 扫描,观察粒子的位置及有无肝包膜下出血等,必要时补充布源,满意后结束手术重新扫描病灶,以备术后验证和复查。

(3) 术后处理:术后卧床 8 小时,常规给予抗感染、止血、保肝治疗 3~5 天,并复查血常规、肝肾功能。

(李子祥 胡效坤)

第五节　乏血供肝癌放射性粒子治疗

经皮经血管肝动脉化疗栓塞术（TACE）是目前公认的不能手术切除肝癌的首选介入方法之一，然而，实践证明，仍有相当一部分病例疗效不佳，大量研究表明，其疗效取决于各种因素，而肿瘤的血供情况是重要的决定因素之一。近年来，不断涌现出许多新的治疗方法，如微波、射频、化学原位灭活、内放射治疗等，丰富了肝内肿瘤的治疗方法，提高了有效控制率，延长了患者带瘤生存时间。但是，每种方法都有各自的优势和局限性，互相取长补短，综合各种治疗方法，是肝脏肿瘤治疗的必然趋势。就肝内肿瘤放射性粒子植入治疗而言，其最大的特点是适合治疗乏血供肝癌。

一、乏血供肝癌的 CT 表现

予以先行 CT 平扫，后行薄层 3 期螺旋 CT 增强扫描，根据 CT 呈现的肿瘤强化情况，分析血供特点。乏血供型肝癌由于内部纤维结缔组织较多，血管较少，因而其 CT 表现为：动脉期肿瘤呈无或轻度增强，门脉期强化不明显，延迟期仍呈低密度。

二、TACE 治疗乏血供肝癌的特点

TACE 治疗乏血供肝癌由于肝癌的血供差，栓塞剂难以通过血管到达肿瘤。有研究认为，TACE 对乏血供型肝癌治疗的生存率明显低于多血供型，并认为其原因为 TACE 治疗时，灌注剂量不能太多，否则容易产生反流或药物进入周围正常肝组织，从而加重肝功能损害，加速患者死亡。所以在治疗中，乏血供型肝癌因受药物注入过少的影响，TACE 治疗的疗效自然较差。因此，重视并利用肝癌的血供特点，选择合理的治疗方案，十分重要。

三、^{125}I 放射性粒子植入治疗肝癌的特点及剂量

^{125}I 放射性粒子持续放射低剂量 γ 射线，γ 射线对 DNA 分子链具有直接作用：单链断裂、双键断裂；同时，具有间接作用：对机体内水分子电离，产生自由基。自由基与生物大分子相互作用，引起组织细胞损伤。使肿瘤组织内分裂周期不同的肿瘤细胞得到均匀的照射治疗，周围正常组织由于处于细胞分裂的静止期，对放疗不敏感，仅有轻微损伤。同时，由于粒子放射活度小，可使肿瘤之外的正常组织所受剂量锐减，从而减少了周围正常组织的损伤。

与外放疗相比，^{125}I 放射性粒子组织间植入具有明显的生物学优势：①肿瘤局部治疗的持续时间长；②放射治疗的剂量较低；③对周围正常组织的损伤少；④对肿瘤细胞的杀伤力强。与手术相比，适应证广，创伤小，恢复快，可最大限度地保留肝功能。

根据经验，计划处方剂量为 110~140Gy，是安全可靠的。

（李子祥　胡效坤）

第六节　肝癌残存及复发病灶放射性粒子治疗

外科手术切除虽然是肝癌首选的根治性治疗方法，但由于多数肝癌确诊时病情已属晚期，且多数伴随有肝硬化，故就诊者仅15%~30%适宜手术切除。即使能手术切除，术后5年内复发率高达36%~66%，所以单靠手术切除难达治愈目的。对于肝癌术后残存及复发病灶，往往很难二次切除。

近年来，随着影像引导下介入治疗技术的飞速发展，如微波消融、射频消融、冷冻消融、化学原位灭活、粒子植入内放射治疗等，极大地丰富了肝内肿瘤的治疗方法。各种介入治疗技术互相取长补短，尤其是对肝癌术后残存病灶及复发病灶，大大提高了有效控制率，延长了患者带瘤生存时间。而放射性粒子植入作为一种相对更加安全、微创的介入治疗技术，在肝癌术后残存及复发病灶的治疗中发挥着重要作用。参考处方剂量为90~120Gy。

（李子祥　胡效坤）

第七节　临床治疗疗效

放射性粒子植入治疗肝癌后，疗效评定应包括3个方面：①对比术前、术后临床症状的改善程度及患者功能状态评分，检测患者生活质量；②通过CT监测肿瘤影像学、局部复发情况，观察近期疗效；③随访生存率，评价远期疗效。

近期疗效评价按WHO相关肿瘤评定标准：肿瘤消失维持1个月为完全缓解（complete response，CR），体积缩小50%以上维持1个月为部分缓解（partial response，PR），缩小不足50%为无变化或稳定（stable disease，SD），肿瘤体积增大大于25%或有新病灶出现为进展（progressive disease，PD），有效为CR+PR。远期疗效评价通过肿瘤进展时间（time to progression，TTP）、治疗失败时间（time to failure，TTF）、中位进展时间（median time to progression，MTP）、无复发生存期（disease free survival，DFS）体现。

Ricke等于2004年5月报道了21例中晚期肝癌患者行CT引导下粒子植入治疗，平均肿瘤周边最小剂量17Gy，术后6个月和12个月的局部控制率分别为87%和70%。郭兮华等选择51例已确诊为中晚期原发性肝癌患者，随机分成肝动脉栓塞化疗加^{103}Pd粒子组织间植入组和肝动脉栓塞化疗组，结果显示，前者AFP下降率为88.5%，肿瘤缩小率为84.6%，1年生存期65.4%；后者分别为56.0%、48.0%、32.0%。两者相比差异有统计学意义。由此可见，放射性粒子永久植入组织间放射治疗对肝癌的局部控制较好，对提高中晚期肝癌患者的生活质量和延长生存期等有积极意义。

近年来，国内多位学者报道，术中植入放射性粒子能有效降低局部复发率并显著提高生存率。罗开元等对84例肝癌患者随机分组，分别给予术后化疗和术中^{125}I粒子组织间放射治疗，研究结果显示：前者3年局部复发率为59.5%，3年生存率为47.6%，13例姑息治疗患者有效率为46.2%；后者3年局部复发率为11.9%，3年生存率为68.7%，20例姑息治疗有效率为 70.0%，明显优于前者的疗效。

张福君等报道 ^{125}I 粒子植入治疗 45 例肝癌，17 例获得完全缓解（CR），20 例部分缓解（PR），7 例无变化（NC），1 例进展（PD），有效率达 82.2%。罗开元等报道的 ^{125}I 粒子植入治疗肝癌有效率达 76%，相应的 1、2、3 年生存率分别为 91.7%、86.7%、75.0%。朱斌等报道 ^{125}I 粒子植入治疗晚期肝癌 10 例，有效率达 60%，最长生存期达 20 个月。

（李子祥　胡效坤）

第八节　并　发　症

放射性粒子植入治疗相对安全、微创，严格遵守治疗规范和原则，很少会出现严重并发症，可能发生的并发症包括植入术中和粒子植入后发生两个方面。

1. 术中出血　部分患者在术中可发现局部少量出血，无需特殊处理，可进一步观察，若出血量大，应用药物止血、输血等对症处理，大出血难以控制时，可急诊介入或外科手术干预。

2. 术中疼痛　在局麻下大部分患者均可耐受至治疗结束，个别患者可于术中应用吗啡 10mg 肌内注射镇痛。

3. 恶心呕吐　术中及术后可出现恶心呕吐，给予对症治疗后多缓解。

4. 术后发热　经对症处理后可恢复正常。

5. WBC 下降　约 12% 的患者术后 1 周内 WBC 可下降至 3×10^9/L，口服升白细胞药物后可回升至正常范围。

6. 粒子移位　部分患者因人体活动和器官的运动，引起粒子迁移，注意观察粒子的走向，若不影响重要器官功能，一般不需做特殊处理，可继续观察。在剖腹植入粒子时如粒子位置不当、移位或脱落可造成胃肠吻合口漏和肠穿孔，严重时需外科手术干预。

7. 放射性肝损伤　^{125}I 放射性粒子射程短，能量低，对正常肝组织的损伤轻微，极少发生放射性肝损伤。

（李子祥　胡效坤）

参 考 文 献

1. 中国抗癌协会肝癌专业委员会，中国抗癌协会临床肿瘤学协作委员会，中华医学会肝病学分会肝癌学组．原发性肝癌规范化诊治专家共识．临床肿瘤学杂志，2009，14：259-269.

2. Marcu LG，Lawson JM. Technical and dosimetric aspects of iodine-125 seed reimplantation in suboptimal prostate implants. Br J Radiol，2013，86：20130058.

3. Chuan-Xing L，Xu H，Bao-Shan H，et al. Efficacy of therapy for hepatocellular carcinoma with portal vein tumor thrombus：Chemoembolization and stent combined with iodine-125 seed. Cancer Biol Ther，2011，12：865-871.

4. Xu K，Niu L，Mu F，et al. Cryosurgery in combination with brachytherapy of iodine-125 seeds for pancreatic cancer. Gland Surg，2013，2：91-99.

5. Qin QH, Huang BS, Tan QX, et al. Radiobiological effect induced by different activities of 125I seed brachytherapy in a hepatocellular carcinoma model. Int J Clin Exp Med, 2014, 7: 5260-5267.
6. 张浩，范卫君，黄子林，等. CT引导经皮微波消融治疗邻近横膈肝肿瘤的近期疗效及安全性分析. 中华医学杂志，2014，94:1313-1317.
7. Doyle L, Hesney AJ, Chapman KL, et al. Re-implantation of suboptimal prostate seed implantation: technique with intraoperative treatment planning. J Contemp Brachytherapy, 2012, 4: 176-181.
8. Wang H, Wang J, Jiang Y, et al. The investigation of 125I seed implantation as a salvage modality for unresectable pancreatic carcinoma. J Exp Clin Cancer Res, 2013, 32: 106.
9. Huang MW, Liu SM, Zheng L, et al. A digital model individual template and CT-guided 125I seed implants for malignant tumors of the head and neck. J Radiat Res, 2012, 53: 973-977.
10. Niu L, Zhou L, Xu K, et al. Combination of cryosurgery and Iodine-125 seeds brachytherapy for lung cancer. J Thorac Dis, 2012, 4: 504-507.

第十一章

放射性粒子植入治疗肝转移癌

第一节 概　　述

肝脏是人体最大的实质性脏器，血运丰富，有体循环和门静脉双重血供，其中 75% 来自门静脉，进入体循环或门静脉系统的癌细胞都有可能在肝内形成转移病灶，因此肝转移癌的发病率较高。肝转移癌可来源于消化、造血、呼吸、泌尿生殖等多个系统，国内尸检发现的肝转移癌中，30% 来自腹部肿瘤（胃、胰、胆、结肠），29% 来自造血系统，19% 来自胸腔肿瘤（肺、食管），尤以消化道多见。对于结直肠癌患者，当肿瘤向远处转移时，18%~83% 的患者会发生肝脏转移，其中 20%~40% 的肝转移灶与结直肠癌原发肿瘤同时发现。胃癌肝转移的发生率高达 40.0%~50.0%。发生肝转移的患者往往预后不良，患者常有黄疸、腹水、疼痛等症状，生存期较短。国外报道 25%~50% 的肿瘤死亡患者具有肝转移，而确诊为肝转移而未经治疗患者自然生存期为 2~6 个月，中位生存期为 2.5~4.5 个月。

肝转移癌（metastases of liver，ML）又称转移性肝癌或继发性肝癌，是全身各脏器的恶性肿瘤通过血行等转移途径定植于肝脏并增生发展而形成的肝脏占位。一般而言转移癌可以是单发，更多的则是多发；从发现的时间而言可以与原发癌同时，也可以先发于原发癌被发现，也有治疗数年后出现。传统观念认为肿瘤转移至肝脏已经进入晚期，但是随着现代医学发展，积极的处理仍然使得众多患者获得长期生存。欧美国家肝转移瘤的发生率远高于原发性肝癌（约为 20 ∶ 1），我国两者发生率比较接近。几乎全身各脏器的癌肿均可转移至肝，主要有以下 4 种途径：

（1）经门静脉转移：为主要转移途径，占肝转移癌的 35%~50%。凡血流汇入门静脉系统的脏器，如食管、胃、小肠、结肠、直肠，胆囊、胰腺、脾脏的恶性肿瘤均可经门静脉转移至肝脏。其他部位，如子宫、卵巢、前列腺、膀胱和腹膜后肿瘤可通过体静脉与门静脉的吻合支经门静脉转移至肝，也可通过肿瘤先侵犯血流汇入门静脉系统的脏器而间接经门静脉转移至肝。

（2）经肝动脉转移：任何血行播散的癌肿均可循肝动脉转移至肝脏，如肺癌、乳腺癌、甲状腺癌、肾癌、恶性黑色素瘤、鼻咽癌等。

（3）淋巴转移：肝外肿瘤经淋巴回流转移至肝内者较少见。消化系癌肿经肝门淋巴结循淋巴管可逆行转移至肝脏，乳腺和肺部癌肿通过纵隔淋巴管转移至肝脏，胆囊癌沿胆囊窝的淋巴管转移至肝脏。

（4）直接蔓延：肝脏邻近器官的癌肿如胃癌、胆囊癌、胰腺癌、横结肠癌及十二指肠、右侧肾脏、右侧肾上腺的恶性肿瘤直接侵犯肝脏。

（张宏涛　王　娟）

第二节　肝转移癌治疗原则

肝转移病灶的临床病理特点及不同治疗方法的局限性是难治性肝转移癌治疗获益较差的主要原因。局部积极处理肝脏转移灶的理论基础在于肝脏的血窦等结构可以发挥筛网功能，一定程度上将转移癌细胞保留在肝脏，积极处理后可以达到消除肿瘤作用。但是，肝转移癌的处理需结合原发灶的治疗同时或分期进行。

手术根治性切除是肝转移癌首选的有效治疗手段，尤其是对结直肠癌肝转移而言，手术切除被公认为是唯一可能治愈结直肠癌肝转移的治疗方法。同时性肝转移癌和异时性肝转移癌具有不同的治疗理念和策略。对于结直肠癌同时性肝转移的治疗，主要的争议为肝转移灶手术时机的选择，即肝转移灶与原发灶同期切除还是分期切除。另外一个重要的争议则在于原发灶和肝转移灶切除顺序的选择。在结直肠癌肝转移病例中，切除所有可测量的肝脏病灶（R0 切除）、保留正常肝体积的 20%~30%，5 年生存率可达到 30%~40%；但遗憾的是，仅有 10% 的病例符合可切除的标准，而对于不能耐受手术治疗、转移灶邻近血管或胆管不能实施根治性切除及术后再次复发不具备手术切除条件的患者，中位生存期约为 6.9 个月，5 年生存率接近 0。

非手术治疗方法如局部消融、介入栓塞化疗、系统化疗等虽能进一步改善部分肝转移癌的生存预后，但射频、冷冻、微波等局部消融技术主要适用于转移灶数目不超过 3 个且最大直径 <3cm 的肝转移病例，对病灶体积较大或邻近重要结构及散在分布时容易出现残留而再次复发；介入栓塞治疗适宜于转移灶血供相对丰富的病例，但结直肠癌、乳腺癌等转移灶大多数为乏血供病灶，难以实施有效栓塞治疗。化疗作为肝转移的一种常用手段，因原发灶不同，药物选择有所不同，例如结直肠癌肝转移癌有效的化疗药物主要包括 5- 氟尿嘧啶、奥沙利铂、伊立替康等，而且联合用药优于单药治疗。肝动脉灌注化疗（HAI）理论基础是可以提高局部肿瘤药物浓度，可一定程度杀伤肿瘤细胞。由于转移癌一般动脉供血者较少，该方法应用受到一定限制。西妥昔单抗、贝伐单抗和曲妥珠单抗等分子靶向药物仅能对含有某种靶向药物结合位点的肿瘤亚型起效。常规放射治疗是治疗肿瘤的主要手段之一，但单位体积内的肝组织辐照剂量过大时导致的放射性肝损伤一直是临床上关注的问题；正常肝组织的放疗耐受剂量（TD5/5）仅为 25Gy，而肝转移瘤的根治剂量高达 40Gy 或 40Gy 以上，远高于肝细胞所能耐受的安全照射剂量，但提高局部控制率必需增大局部组织的受照剂量，因此继发的肝功能损害也会显著增加。与外放疗不同，放射性粒子植入内照射治疗的原理是

通过影像学引导，将放射性核素直接植入肿瘤靶体积内或肿瘤周围，利用放射性核素持续放射线对肿瘤细胞进行杀伤，达到治疗肿瘤的目的，目前在肝转移癌中应用较广。

因此，对于难治性肝转移癌，即便实施以手术为主的综合治疗也难以获得满意的临床疗效。目前强调多学科规范化的综合治疗，多学科综合诊治肿瘤模式代表着医学发展的最新方向，该模式为患者实施规范合理的个体化治疗提供了诊疗优势，使得患者在相应的治疗时间窗内获得及时合理有效的综合治疗，更大程度地提高患者的生活质量，延长患者的生存时间。放射性粒子植入以其不受血供及肿瘤大小、位置限制，明显提高肿瘤组织而正常组织不受或很少受影响，将发挥越来越重要的作用。

（张宏涛　王　娟）

第三节　肝转移癌放射性粒子治疗适应证及禁忌证

一、适应证

1. 直径 <7cm 的单发病灶或最大直径≤3cm 的 5 个以内多发病灶。
2. 因肿瘤部位、数目、大小、肝功能储备、伴发疾病等原因无法手术切除或拒绝手术切除者。
3. 外科切除或经导管动脉化疗栓塞术后肿瘤残存、复发或新发者。
4. 肝功能 Child-Pugh 分级：A 或 B 级，或经治疗达到该标准。
5. 体力状态评分（PS 评分）：0~2 分。
6. 与外放射治疗结合治疗，提高局部剂量。

二、禁忌证

（一）绝对禁忌证

1. 肝功能 Child-Pugh 分级　C 级，经治疗未改善者。
2. 不可纠正的凝血功能障碍。
3. 弥漫性肝转移。
4. 顽固性大量腹水。
5. 胆系感染、败血症。
6. 疾病终末期、多器官功能衰竭。

（二）相对禁忌证

1. $30 \times 10^9/L < PLT < 50 \times 10^9/L$。
2. 51.3μmol/L<TBIL<68.4μmol/L。
3. 中等量腹水。

（张宏涛　王　娟）

第四节　影像引导下放射性粒子植入治疗肝转移癌

一、术前计划

1. 上腹部 CT 扫描，层厚 0.5cm，扫描前口服造影剂。

2. 扫描后将 CT 通过 DICOM 接口直接传入 TPS，在相应层面勾画 CTV，勾画相应脊髓阶段、全肝、十二指肠等为危及器官。

3. 确定处方剂量，选取合适活度的粒子，推荐的处方剂量为纯粒子植入处方剂量 120~160Gy，外放射治疗后粒子补量处方剂量 110~140Gy，粒子活度为 0.6~0.8mCi，根据所需要的处方剂量调整粒子位置及数目。

4. 计算等剂量曲线。

5. 导出术前 DVH 图。

二、操作流程

1. 术前准备　胃肠及邻近器官准备，禁食、水 6~12 小时；术前 30 分钟口服 5% 碘佛醇 50~100ml，必要时置胃肠减压。

2. 体位　仰卧、左侧卧位。

3. 鼻导管吸氧 3L/min，心电监护，连接静脉通道。

4. 患者体表贴 CT 定位标。

5. CT 扫描确定肿瘤部位和植入粒子的层数，每层相距 0.5~1cm。

6. 进针层面以较大的肿瘤截面积、最近的穿刺通道、路径上无或少危及器官的层面为首选层面，然后标出其上下层面数。

7. 在首选层面上根据定位标及 CT 激光定位线确定穿刺点，在体表做标记。

8. 测量穿刺点到肿瘤远侧的距离及角度。

9. 手术区域消毒，铺无菌巾。

10. 1% 利多卡因局部充分浸润麻醉，尤其是腹膜壁层。

11. 采用 3 针法植入，即按预计的穿刺路径置入 3 根植入针，经皮穿刺，深度为预计深度的 1/2~2/3，尽量在患者吸气时进针，有条件者可同时超声引导，可实时调整进针角度及深度。或用模板植入法，安放模板，调整角度，穿刺第一根针，确认植入针位置后置入第二根针，布针完成后植入粒子。

12. CT 扫描实测进针角度及针尖至瘤体远端的距离。

13. 进针至所需深度，后退式植入粒子，粒子间距 0.5~1cm。

14. 退针至瘤体近端后置入针芯止血。

15. 根据第一批针的位置及角度置入第二批植入针，如无其他穿刺路径，可直接用第一批植入针调整进针方向。

16. 再次 CT 扫描实测进针角度及针尖至瘤体远端的距离，参照 13~15 直至粒子植入完成。

17. 拔出植入针，局部压迫止血，再次扫描 CT，逐层观察粒子排布，如有欠缺部位，及时补植。

18. 无菌酒精纱布覆盖，沙袋压迫止血。

19. 将患者平移至移动病床上，医护人员全程护送至病房。

20. 术后管理：回病房后继续心电监测 6~24 小时。禁食、水 6~12 小时，注意补充水、电解质及能量。注意观察病情变化，及时发现和处理并发症。加强全身营养支持。应用止血药物。尤其注意术后腹腔出血，必要时 CT、超声检查。

三、术后剂量验证

1. 术后 1 周内行上腹部 CT 扫描，层厚 0.5cm。

2. 扫描后将 CT 通过 DICOM 接口直接传入 TPS，在相应层面勾画 CTV，勾画相应脊髓阶段、肝等为危及器官。

3. 选取植入粒子的活度，手动识别植入的粒子。

4. 计算等剂量曲线。

5. 导出术后 DVH 图。

6. 评价粒子植入质量，如有剂量冷点择期补植。

（张宏涛　王　娟）

第五节　临床治疗疗效

肝转移癌是多种肿瘤治疗的重点和难点，特别是结直肠癌肝转移。根据 2015 年 NCCN 指南，50%~60% 患者在确诊为结直肠癌时存在远处转移，其中 80%~90% 为不可切除的肝转移。20%~34% 的结直肠癌患者在确诊时同时合并肝转移，此类患者如果行肝转移癌切除术，5 年生存率可达 38%，如果是孤立的转移灶，切除后 5 年生存率可高达 71%。另有 15%~25% 的患者将在结直肠癌原发灶根治术后发生肝转移。一项回顾性研究显示，复发的肝转移灶再次切除后 5 年的 OS 和 PFS 分别为 73% 和 22%，但遗憾的是其中绝大多数（80%~90%）的肝转移灶无法获得再次根治性切除。结直肠癌肝转移也是结直肠癌患者最主要的死亡原因，肝转移灶能完全切除患者的中位生存期为 35 个月，5 年存活率可达 30%~50%，肝转移灶未经治疗的患者其中位生存期仅为 6.9 个月，无法切除患者的 5 年存活率接近 0。根据《结直肠癌肝转移诊断和综合治疗指南（V2013）》，患者一旦诊断为直肠癌肝转移，需 MRI 检查及 KRAS、BRAF、UGT1A1 检测，评价能否手术，不能手术患者以全身化疗联合靶向治疗为主。对于无法手术切除的肝转移灶，若全身化疗、肝动脉灌注化疗无效，可考虑行包括放射性粒子植入在内的局部治疗。1999 年 Martinez-Monge 等研究 ^{125}I 粒子植入治疗不可切除及术后残留结肠癌肝转移灶，56 例患者接受粒子植入治疗，周边剂量

160Gy，1、3、5 年肝转移癌实际控制率分别为 41%、23%、23%，1、3、5 年总体生存率分别为 71%、25%、8%。2006 年 Nag 等研究术中 ^{125}I 粒子植入治疗不能切除的肝转移癌，周边剂量 160Gy，中位随访 13.2 年，1、3、5 年局部控制率分别为 44%、22%、22%。1、3、5 年总体生存率分别为 73%、23%、5%。由此可见粒子植入治疗结肠癌肝转移有明显优势，可以改善患者的生活质量，严格选择适应证可提高生存。

放射性粒子植入对于非结直肠癌肝转移、门脉癌栓的治疗同样效果显著。Li Chuan-Xing 等研究肝动脉栓塞化疗联合 ^{125}I 粒子支架治疗肝癌门静脉癌栓，56 例患者的治疗结果分析得出，应用 ^{125}I 粒子可提高患者的总临床获益率、中位生存时间、中位进展时间和不同时间门脉通畅率。陈开运等研究腹腔镜切除并联合应用射频消融和 ^{125}I 粒子植入治疗肝转移癌，对 125 个转移病灶仅行腹腔镜下射频消融及 ^{125}I 粒子植入，随访 12~25 个月，1 年生存率为 74.2%，2 年生存率为 59.7%。范新华等研究 CT 引导下 ^{125}I 粒子植入治疗肝转移癌，31 例患者共 67 个转移灶，治疗后 2 个月进行肿瘤影像学评价，31 例患者中完全缓解 7 例，部分缓解 15 例，稳定 9 例，近期平均生存期 10.5 个月。李保国等研究 CT 引导下放射性 ^{125}I 粒子植入近距离放射治疗难治性肝转移癌，40 例患者共有可测量病灶 94 个，至植入术后 6 个月时，94 个病灶中获完全缓解 32 个，部分缓解 48 个，稳定 9 个，进展 5 个，有效率为 85.1%，至随访结束时，1 年生存率为 75.0%，无手术相关的严重并发症及 3~4 级不良反应。不能耐受手术治疗、转移灶邻近血管或胆管不能实施根治性切除、术后再次复发但不具备手术切除条件者，粒子植入治疗肝转移癌的生存期明显提高。

综上所述，^{125}I 放射性粒子植入治疗肝转移癌安全有效，明显提高局部控制率，一定程度上改善生存期，如果控制好粒子植入的活度及剂量，不会出现严重并发症。

（张宏涛　王　娟）

第六节　放射性粒子植入治疗肝转移癌的并发症及处理

放射性粒子植入治疗作为一种微创性治疗，拥有局部适形放疗、不良反应少的特点，范义等在 ^{125}I 放射性粒子对正常肝组织与肝癌组织损害差异性的实验研究表明：放射性粒子对正常肝组织损害程度较小。术后常见的不良反应有出血、粒子移位及游走、肺栓塞、胆管、胆管狭窄等，其中肺栓塞是最严重的并发症，主要是植入的粒子发生位移导致肺栓塞，若患者术后出现胸痛、胸闷、咳嗽、咯血、发绀等临床症状应该马上行胸部 X 线检查，建立静脉通道，配合医生抢救。腹腔出血也是比较严重的并发症，常常发生在穿刺针比较粗、肿瘤较表浅和患者凝血功能较差的患者中，如果患者出现腹胀、腹痛、腹部压痛和反跳痛、血压下降、脉搏上升等情况时，应该立即告知医生进行抢救。主要并发症及处理：

1. 疼痛　患者术中出现穿刺部位疼痛，多数为刺激腹膜引起，可用利多卡因多次局部麻醉，多数可以缓解，部分需于术中应用吗啡 10mg 肌内注射镇痛，大部分患者均可耐受至治疗结束。

2. 肝脏和胆道出血　国内学者报道部分患者在术后例行 CT 扫描中见肝包膜下微量出

血，生命体征平稳，分别在30、60分钟后复查CT，出血量较前无大变化，未做特殊处理。Li报道1例粒子植入后出现胆道出血，行经皮穿刺胆道引流后好转。多为穿刺至血管导致的出血，植入时出血，可先行针尖压迫止血（即及时插入针芯），然后局部压迫止血，如术中穿刺失误，穿刺进入下腔静脉及腹腔动脉干等，不必过于紧张，缓慢退针至血管外，置入针芯，针尖压迫止血，或填塞吸收性明胶海绵并静脉应用血凝酶等止血药物。若出血量大，应联合其他非手术处理，包括全身及局部止血剂的应用，及时补充血容量，监测血压、心率，静脉补充晶体液及胶体液，必要时输血，治疗无效则请介入科医师行血管栓塞或请外科医师剖腹止血。

3. 白细胞减少　李奎等报道CT引导下^{125}I粒子植入术治疗31例原发性肝癌及肝外转移瘤患者，术后2例患者出现轻度白细胞下降，白细胞计数≥3.0×10^9/L，经保守治疗后均恢复正常。^{125}I粒子释放低能γ射线，组织半价层仅2cm，理论上不会对骨髓造成明显抑制。虽然此报道中有2例患者白细胞减低，其原因很可能并非因粒子辐射引起。

4. 粒子游走　李奎等报道CT引导下^{125}I粒子植入术治疗31例原发性肝癌及肝外转移瘤患者，2个月随访过程中发现8颗粒子在肝脏内游走，5颗粒子迁徙至肺内。术后1周内应常规行X线检查，一旦发现粒子游走，应行CT检查，了解放射性粒子分布情况，如发现少量粒子游走，一定密切观察游走后粒子所在器官的情况，如果出现症状及时处理，因粒子半衰期为59.4天，3个半衰期后如未出现并发症，以后出现并发症的概率大大降低。如粒子游走后术后验证机会提示肿瘤剂量明显降低，则应择期补充粒子植入。

5. 局部肝组织水肿或放射性肝损伤　为了避免放射性损伤，对于重要脏器如肠管、重要大血管等，粒子植入间距最好大于1cm。针道间距为1~1.5cm。活度小于0.6mCi。术后定期行剂量验证。当合并黄疸时，宜先行PTCD，缓解黄疸症状，改善肝功能，减轻瘤周水肿，再考虑行放射性粒子植入治疗。对放射性肝损伤患者，应让其卧床休息，减少肝糖原的分解，减少体力及热量的消耗，进食高能量、高蛋白、高维生素、低脂食物，服用甲氧氯普胺、多酶片等助消化药物。放射性粒子对正常肝脏组织的损伤微小，仅有极少数造成轻微的肝功能损害。放射性肝损伤的患者，应让其卧床休息，减少肝糖原的分解，减少体力和热量的消耗，高纤维素、低脂食物，给予对症支持治疗，降低转氨酶，胆红素含量，恢复肝功能。Rick报道1例粒子植入后放射性肝水肿，经卧床休息，支持治疗6周后水肿消失。笔者科室1例粒子植入联合外放射治疗，因局部剂量过高，超过正常肝细胞耐受剂量，出现的放射性肝损伤，发现后1个月，肝损伤自行恢复，未影响肝功能，此种情况多为肝细胞水肿，未导致变性坏死。给予保肝治疗，多能自行恢复，如果剂量过高，导致细胞坏死，则难以恢复，因此粒子植入治疗肝转移癌时一定要严格掌握粒子活度和剂量，定期行剂量验证，避免超量引起严重肝损伤。

6. 术后感染　何晶晶等报道34例肝癌患者行CT引导下经皮穿刺微波消融联合^{125}I放射性粒子植入术，术后发热6例，穿刺点伤口感染1例。术后感染肝癌患者一般营养状况较差，机体防御屏障又遭到破坏，经皮穿刺和术中植入都有引起术后感染的可能，一旦发生术后感染应及时应用抗生素。

7. 恶心、呕吐　何晶晶等报道34例肝癌患者行CT引导下经皮穿刺微波消融联合^{125}I

放射性粒子植入术，术后恶心、呕吐4例，给予止吐对症治疗后可缓解。此种情况多数可能为局麻药物过量引起。给予止吐、卧床休息后多能缓解。

8. 肠瘘、胆瘘、乳糜瘘　文献未见报道。如果出现多为穿刺过深，损伤肠管、胆管、胆囊、淋巴管及乳糜池，术后应禁食48小时，并应用静脉营养支持、抗感染治疗。预防措施为随时观察针尖位置，防止穿刺过深，损伤以上器官。笔者科室1例患者曾出现术后乳糜瘘，间断抽出大量乳白色液体，此并发症一旦出现无有效治疗措施。

（张宏涛　王　娟）

参 考 文 献

1. 王冬冬，曹秀峰，王学浩．放射性粒子 ^{125}I 和 ^{103}Pd 植入治疗肝癌的计量学研究进展．中华肿瘤防治杂志，2011，18：229-232.
2. Geoghegan JG，Scheele J. Treatment of colorectal liver metastases. Br J Sur，1999，86：158-169.
3. Hebbar M，Pruvot FR，Romano O，et a1. Integration of neoadjuvant and adjuvant chemotherapy in patients with resectable liver metastases from eolorectal cancer. Cancer Treat Rev，2009，35：668-675.
4. 罗开元，毛文源，李波，等．^{125}I 粒子组织间永久植入治疗恶性肿瘤的疗效观察．中华外科杂志，2003，41：122-124.
5. Chuan-Xing L，Xu H，Bao-Shan H，et al. Efficacy of hepatocelluar carcinoma with poral vein tumor thrombus：Chemoembolization and stent combined with iodine-125 seed. Cancer Biol Ther，2011，12：865-871.
6. Martinez—Monge R，NagS，Niereda CA，et al. Iodine-125 Brachytherapy in the treatment of colorectal adenocarcinoma metastatic to the liver. Cancer，1999，85（6）：1218-1225.
7. Nag S，DeHaan M，Scmggs G，et al. 1ong-term follow-up of patients of intrahepati，malignancies treated with iodine-125 brachytherapy. Int J Radiat Ontol Biol Phys，2006，64：736-744.
8. Zhang L，Mu W，Hu CF，et al. Treatment of portal vein tumor thrombus using ^{125}Iodine seed implantation brachytherapy. World J Gastroenterol，2010，16：4876-4879.
9. Zhang FJ，Li CX，Jiao DC，et al. CT guided 125iodine seed implantation for portal vein tumor thrombus in primary hepatocellular carcinoma. Chin Med J（Engl），2008，121：2410-2414.
10. 董金红，王娟．125I 粒子活度对实体恶性肿瘤疗效及并发症影响研究进展．中华实验外科杂志，2012，29：775-776.

第十二章

放射性粒子植入治疗胰腺癌

第一节　概　　述

中国是胰腺癌(胰腺导管上皮来源的恶性肿瘤)高发区域,发病率整体呈上升趋势,1998—2007年统计资料显示城市男性粗发病率每年以1.86%的比例上升,女性粗发病率每年上升2.1%。2013年,美国45 220人被确诊为胰腺癌,死亡大约38 460人,胰腺癌死亡率居男性肿瘤第4位,同时也居女性肿瘤死亡第4位。

胰腺癌是恶性程度极高的常见消化系统肿瘤,1年生存率低于25%,可手术切除者患者的5年生存率也不超过5%,局部进展期和转移的胰腺癌中位生存时间分别为6~10个月和3~6个月,Ⅱ~Ⅳ期胰头癌手术切除率几乎为0,5年生存率也几乎为0。虽然经过不断地改进手术术式,但胰腺癌手术切除率和5年生存率在过去20年中并无明显变化。胰腺癌起病隐蔽,81.6%患者就诊时已属晚期,根治性手术肿瘤难以切除彻底,胰腺癌生物学行为活跃、恶性程度高,局部治疗风险大、并发症多,且近年来患者群体年龄的上升,因此晚期胰腺癌的治疗成为临床难点。

(盖保东　王俊杰)

第二节　胰腺癌的分期及治疗原则

NCCN胰腺癌V.2.2015版TNM分期使用的是美国癌症联合协会(American Joint Committee on Cancer,AJCC)胰腺癌TNM分期(2010),由于只有一小部分胰腺癌患者可以进行胰腺切除手术(包括区域淋巴结清除),所以胰腺癌TNM分期既是临床分期,也是病理学分期。

原发肿瘤(T)

TX:不能判断;

T0:无原发肿瘤证据;

Tis:原位癌;

T1:原发肿瘤未超出胰腺,最大直径≤2cm;

T2：原发肿瘤未超出胰腺，最大直径≥2cm；

T3：肿瘤超出胰腺，但未侵及腹腔干或肠系膜上动脉；

T4：肿瘤侵及腹腔干或肠系膜上动脉（晚期原发性肿瘤）。

区域淋巴结（N）

NX：不能判断；

N0：无区域淋巴结转移；

N1：有区域淋巴结转移。

远处转移（M）

MX：不能判断；

M0：无远处转移；

M1：有远处转移。

分期如下：

0期	Tis	N0	M0
ⅠA期	T1	NO	M0
IB期	T2	N0	M0
ⅡA期	T3	N0	M0
ⅡB期	T1	N1	M0
	T2	N1	M0
	T3	N1	M0
Ⅲ期	T4	任何N	M0
Ⅳ期	任何T	任何N	M1

根据胰腺癌综合诊治中国专家共识2014年版，胰腺癌多学科综合诊治流程如图12-1所示。胰腺癌外科治疗原则为：手术目的是实施根治性切除（R0）。根据综合诊治的原则，术前应该进行多学科讨论，充分评估根治性切除的把握性，还要明确肿瘤是否有远处转移和并发症；对疑似有远处转移而高质量的CT/MRI检查仍然无法确诊的患者，应该进行PET-CT扫描检查。

对于可根治切除胰头癌，应进行标准的胰十二指肠切除术，需完整切除钩突系膜；肠系膜上动脉右侧、后方和前方的淋巴脂肪组织，根治性手术应达到胆管、胃（或十二指肠）、胰颈和后腹膜切缘阴性。扩大区域淋巴结清扫不能改善患者的预后。对胰体尾癌应行胰体尾和脾切除术；部分肿瘤较小的患者，可考虑腹腔镜胰体尾切除术，肿瘤累及全胰或胰腺内有多发病灶，可以考虑全胰切除。

对于可能切除的胰腺癌，手术治疗标准是：无远处转移；肠系膜上静脉-门静脉有狭窄、扭曲或闭塞，但切除后可安全重建；胃十二指肠动脉侵犯达肝动脉水平，但未累及腹腔干；肿瘤侵犯肠系膜上动脉未超过周径的180°。推荐：部分可能切除的胰腺癌患者可从新辅助放化疗中获益；联合静脉切除如能达到R0切除，则患者的预后与静脉未受累及的患者相当；联合动脉切除不能改善患者的预后。鉴于目前缺乏足够的高级别的循证医学依据，对可能切除的胰腺癌患者推荐参加临床研究。

对于姑息性手术治疗，经影像学检查，发现以下情况之一时，应判定为肿瘤不可切除：①远处转移；②不可重建的肠系膜上－门静脉侵犯；③胰头癌：肿瘤包绕肠系膜上动脉超过180°或累及腹腔干和下腔静脉；④胰体尾癌：肿瘤累及肠系膜上动脉或包绕腹腔动脉干超过180°。推荐：手术探查时如发现胰头肿瘤无法切除，应予活检取得病理学诊断证据；对暂未出现十二指肠梗阻但预期生存期≥3个月的患者，建议做预防性胃空肠吻合术；对于肿瘤无法切除但有胆道梗阻的患者，建议进行胆总管/肝总管空肠吻合术；对于有十二指肠梗阻的患者，如预期生存期≥3个月，应行胃空肠吻合术。

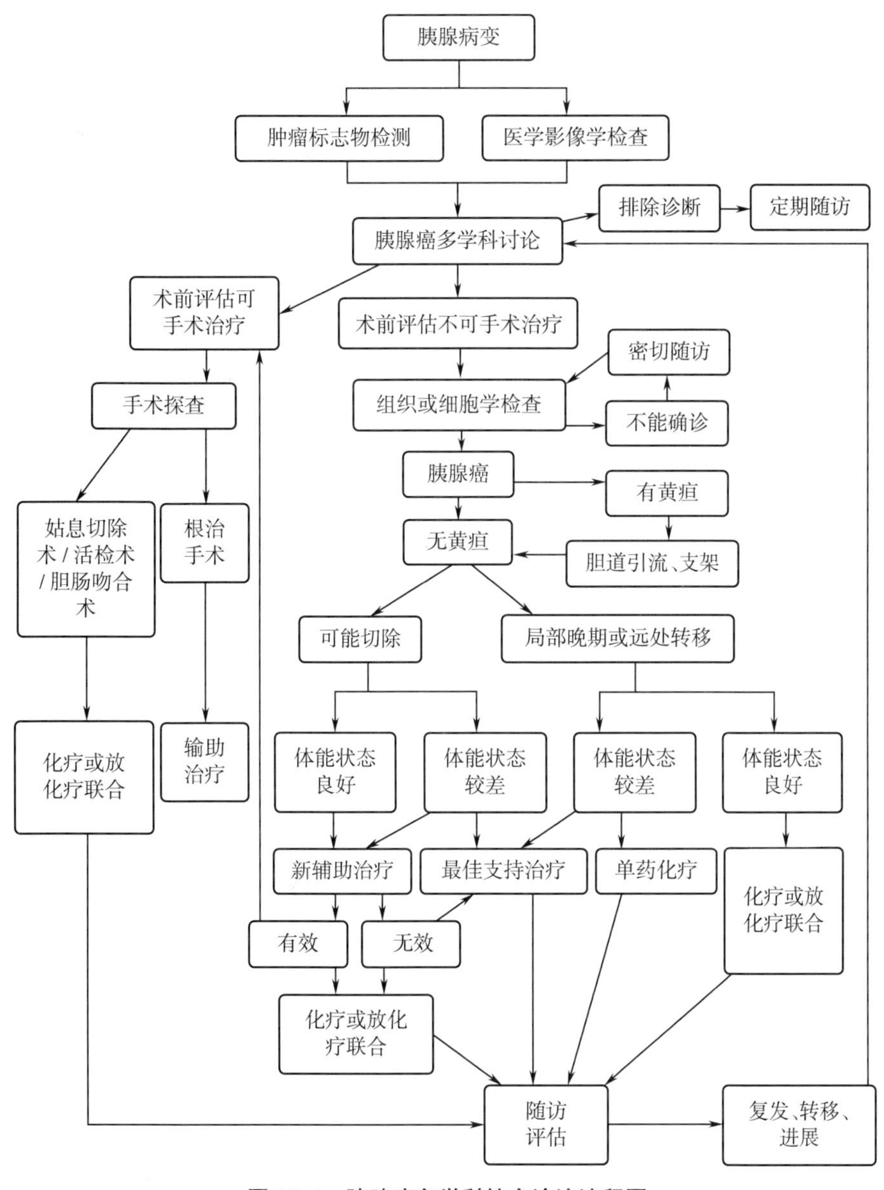

图12-1　胰腺癌多学科综合诊治流程图

胰腺癌内科治疗原则包括术后辅助治疗和新辅助治疗，术后辅助治疗与单纯手术相比具有明确的疗效，可以防止或延缓肿瘤复发，提高术后长期生存率，因此，积极推荐术后实施辅助化疗。术后辅助化疗方案推荐氟尿嘧啶类药物或吉西他滨单药治疗；对于体能状态良好的患者，可以考虑联合化疗。对于可能切除的胰腺癌患者，如体能状况良好，可以采用联合化疗方案或单药进行术前治疗，降期后再行手术切除。通过新辅助治疗不能手术切除者，即采用晚期胰腺癌的一线化疗方案。

同步放化疗是局部晚期胰腺癌的主要治疗手段之一。以吉西他滨或5-Fu类药物为基础的同步放化疗可以提高局部晚期胰腺癌的中位生存期，缓解疼痛症状，从而提高临床获益率，成为局部晚期胰腺癌的标准治疗手段。另外，对于胰腺癌术后T3或腹膜后淋巴结转移病例、局部残存或切缘不净者，术后同步放化疗可以弥补手术的不足。调强放疗技术、TOMO以及包括X刀和伽玛刀的立体定向放射治疗技术正越来越多地用于胰腺癌的治疗，肿瘤局部控制率和患者生存率获得了改善和提高。

胰腺癌放射性粒子植入治疗属于肿瘤的局部治疗，从治疗机制角度考虑放射性粒子治疗胰腺癌属于放射治疗范畴，其作为手术、外放疗、介入等治疗手段的补充，在胰腺癌治疗中发挥着重要的作用。

（盖保东　王俊杰）

第三节　放射性粒子治疗胰腺癌适应证与禁忌证

放射性粒子治疗胰腺癌在国内应用较国外广泛，我们建议对于术前评估可以手术切除的胰腺癌应采取手术切除为主。

放射性粒子治疗胰腺癌适应证：

1. 不能手术切除的，预计生存期大于3个月的胰腺癌患者。
2. 胰腺转移灶及局部转移淋巴结。
3. 不愿意接受胰腺癌切除手术的患者。
4. 预计生存期小于3个月，为缓解持续性上腹部疼痛可慎重选择本治疗。
5. 术中肿瘤残余病灶和（或）瘤床位置。

对于原发肿瘤最大径大于6cm的病例应慎重选择本治疗。

放射性粒子治疗胰腺癌禁忌证：

1. 有证据证明肿瘤已经广泛转移。
2. 恶病质，不能接受放射性粒子胰腺癌组织间植入治疗。

（盖保东　王俊杰）

第四节　粒子治疗剂量

放射治疗越来越多应用于局部进展期胰腺癌（包括辅助治疗），放射治疗的最大剂量至今没有达成明确共识。NCCN 胰腺癌 V.2.2015 版认为以 5-Fu 为基础的放疗作为一种辅助疗法是可接受的治疗选择。手术切除肿瘤后辅助放射治疗剂量推荐 45~54Gy，未能切除肿瘤的放射治疗剂量推荐为 50~60Gy。

放射性粒子组织间植入治疗胰腺癌目前尚未有明确的最佳推荐治疗剂量。国内放射性粒子治疗胰腺癌术前治疗计划制定的匹配周边剂量即处方剂量为 110~160Gy，碘 -125 粒子活度为 0.4~0.5mCi。国外 Perez 等报道其最小周边剂量为 136.6Gy。

（盖保东 王俊杰）

第五节 胰腺癌放射性粒子植入流程

1. 心理准备 放射性粒子治疗胰腺癌多为晚期患者，确诊后，患者及家属心理刺激较大，呈现焦虑、恐惧、压抑等心态，放射性粒子植入治疗是一较新技术，加重了患者及家属的心理负担。针对患者及家属的顾虑应向其详细说明本疗法的治疗原理、操作过程、优势、术后防护、辅助治疗等情况，使患者及家属以积极的心态接受治疗。

2. 一般状态准备 胰腺癌患者出现梗阻性黄疸比例较高，因此对黄疸时间长，肝功能较差的患者术前经皮肝穿刺胆道引流是必要的，协同药物保肝治疗，短时间内可以恢复肝功能至可以承受麻醉、手术水平。梗阻性黄疸常常出现维生素 K_3 缺乏，手术过程中易出血，因此术前应给予补充。其他术前准备同普通外科手术术前常规准备。

3. 非开放式手术术前 3 天应用肠道消炎药，术前 24 小时禁食水，行胃肠减压，并应用抑制胃酸药物及抑制胰酶分泌药物，术前 6~12 小时清洁肠道，手术前 30 分钟静脉注射抗生素 1 次。

4. 术前治疗计划 手术前根据 CT 检查结果评价肿瘤，手术切除肿瘤可能性较小的病例均根据 CT 影像学资料进行三维立体数字化影像重建，根据胰腺肿瘤病灶大小、位置以及与周围正常组织间的关系，精确制定、绘制出立体的图标、等剂量曲线、吸收剂量指示，同时给出临床需要的放射源的初始剂量率、施源器进针坐标和深度指示，并打印出治疗计划表格，术前治疗计划是手术过程中的操作指南。

5. 手术

（1）开放式手术：包括胆肠吻合旁路手术加放射性粒子植入术；胆肠吻合旁路手术 + 胃肠吻合旁路手术 + 放射性粒子植入术；剖腹探查放射性粒子植入术；肿瘤床或肿瘤残余病灶放射性粒子植入术。

探查过程与传统手术相同，判断无法手术切除胰腺肿瘤时可行胆肠吻合旁路手术加放射性粒子植入术，如果发现肿瘤侵犯十二指肠，预计消化道短期内可能出现梗阻和（或）已经有上消化道梗阻的可行胆肠吻合旁路手术 + 胃肠吻合旁路手术 + 放射性粒子植入术。胰腺肿瘤可姑息切除，但有少部分肿瘤残余，可在肿瘤床及肿瘤残余病灶内植入放射性粒子。放射性粒子不仅植入胰腺原发肿瘤，周围的转移灶，肿大淋巴结也需要植入治疗。

放射性粒子植入手术操作顺序为：腹腔探查显露肿瘤，显露、横向剪断胆总管，远端缝闭，近端缝合支持线待用，若行胃肠吻合旁路手术，行胃肠吻合。Roux-en-y 空肠袢准备，空肠 - 空肠横轴半周侧侧吻合，空肠空肠壁之间缝合使成 Y 型，超声引导肿瘤及周围病灶植入放射性粒子，之后行胆管空肠吻合。放射性粒子植入穿刺区域涂抹少量医用耳脑胶，再以可吸收止血纱布包裹肿瘤穿刺面，防止胰瘘发生。胰腺肿瘤周围、胆肠吻合口周围常规放置引流管。若胰腺肿瘤可姑息切除，但有少部分肿瘤残余，应先行肿瘤床及肿瘤残余病灶内植入放射性粒子，之后做消化道重建，消化道重建尽量使用吻合器操作以减少手术时间。

开放式手术行放射性粒子植入手术推荐使用术中超声，超声探头为具有端扫功能的直肠探头，术中超声可以明确肿瘤的侵犯范围、位置、与重要血管和脏器的关系，同时可以探查到术前难以发现的转移肿瘤，在穿刺过程中术中超声可以实时观察穿刺针的位置，防止误穿大血管、胰管。

（2）非开放式手术：包括经皮穿刺放射性粒子植入术；经皮穿刺放射性粒子植入 + 胆道支架手术。

放置胆道支架应在植入放射性粒子之前，放置胆道支架后观察患者黄疸消退情况，定期复查肝功能，决定下一步治疗时间。

不论在超声或是 CT 引导下行经皮穿刺放射性粒子植入手术实时生命体征监测是十分必要的，应有专人观察监护指标，有问题及时处理。由于许多非开放粒子植入手术是在 CT 室或超声室完成，CT 室或超声室一般没有吸氧管道、抢救设备、抢救药物等，因此临床医生应准备相关物品以备不时之需。

经皮穿刺放射性粒子植入术可在局麻下进行，如果条件允许最好采用连续硬膜外麻醉或全身麻醉，硬膜外和全身麻醉有利于穿刺操作，提高粒子植入精度。经皮穿刺过程中应仔细观察穿刺路径上的血管和胰管，避免伤及，经皮穿刺过程中是无法进行止血和处理胰瘘的，因此操作应比开腹手术更加仔细。胰腺的解剖位置深在，胰腺肿瘤经常有一部分位于胃大弯侧后方，为了达到术前治疗计划要求，穿刺路径常常需要通过胃壁，术前检查预计穿过胃壁的病例手术前应给予抑制胃肠蠕动药物及解痉药物，尽量减少胃肠蠕动以利于手术操作。

不论在超声或是 CT 引导下行放射性粒子植入应在手术中即刻完成术后治疗质量验证，验证有问题时立即根据治疗计划系统的指示进行补种粒子，避免再次操作增加患者的心理和经济负担。

6. 术后处理

（1）开放式手术术后处理除需要必要的术后防护外同传统手术。术后短期内患者一般状态允许的情况下复查 CT，作术后质量验证，若发现存在粒子分布不均，局部剂量不足等情况可及时补种或辅助加用外照射。

（2）非开放手术术后 24 小时内应密切观察患者生命体征及自觉症状，术后第 1 天复查腹部超声或 CT，可以及时发现穿刺区是否有出血及积液，若有积液可做诊断性穿刺，必要时可放置引流管引流并对症治疗。

穿刺路径未经过胃壁的非开放手术术后应持续给予胃肠减压、禁食水、全胃肠外营养、抑制胰酶分泌药物72小时，之后若患者胃肠道功能恢复，饮食可由清流食逐渐过渡到普食。穿刺路径经过胃壁的非开放手术术后还应加用抑制胃酸分泌药物，禁食水时间可适当延长至5~7天。

（盖保东　王俊杰）

第六节　放射性粒子植入治疗胰腺癌术后并发症

1. 胰瘘　穿刺过程中损伤胰管所致，若引流管引流液或腹水中淀粉酶浓度大于血清淀粉酶浓度3倍以上，引流量每天超过50ml，并表现出腹膜刺激征和（或）进行性腹痛和（或）经影像学证实可诊断胰瘘存在。发现并证实有胰瘘存在后应及时引流胰液，同时使用抑制胰酶分泌药物，多可治愈。穿刺过程中避免损伤主胰管是防止胰瘘的最有效手段。

2. 腹胀、恶心、呕吐、食欲缺乏等胃肠道症状，甚至胃瘫，与传统胰腺癌胆道旁路手术比较症状重，持续时间长，其原因为：放射性粒子植入区域距胃、十二指肠及胆肠吻合口较近，可引起胃、十二指肠、小肠放射性炎症，使用胃肠动力药物及胃肠道黏膜保护剂治疗，症状可在短期内缓解。

3. 术后腹水　腹水检查排除胰瘘，给予充分营养支持及生长抑素治疗后腹水可逐渐吸收，其原因为：①营养状况差，低蛋白腹水；②粒子对肿瘤组织的放射性损伤产生腹水；③为了充分显露肿瘤，分离肿瘤周围组织时损伤较小的淋巴管；④粒子植入区域距离门静脉较近，肿瘤组织出现放射性水肿后压迫门静脉，使门静脉系统回流不畅，引起短暂的门静脉高压，产生腹水。

4. 粒子迁徙至肝脏、肺，系穿刺植入粒子时粒子误入门静脉和下腔静脉系统所致，无需特殊处理。

感染、出血、乳糜瘘等并发症临床少见，经对症治疗后一般均可治愈。

（盖保东　王俊杰）

第七节　放射性粒子植入治疗后的辅助治疗及随诊

吉西他滨1000mg/m^{2}超过30分钟静脉注射，每周1次，连续使用3周，休息1周，连续给药3周期被认为是标准的化疗方法，若患者一般状态较好可选用氟嘧啶和奥沙利铂治疗。

放射性粒子植入治疗后患者应在术后1、2个月，之后每3个月复查，CT扫描和CA19-9检查以了解治疗效果，明确患者是否有局部肿瘤进展、复发、转移等情况，之后的2年内每3~6个月复查1次。

（盖保东　王俊杰）

第八节 临床疗效

不同国家、地区胰腺癌的生物学行为不尽相同，我国胰腺癌患者发病年龄较国外明显年轻，平均为57.1岁，男女比例为1.9∶1，因此与传统治疗方法比较，明确我国应用放射性粒子治疗胰腺癌患者的疗效尤为重要。检索国内已经发表的相关文献，统计应用放射性粒子治疗胰腺癌患者的中位生存期或生存率及调查患者术后的生活质量，并与传统治疗方法比较可以确切了解本治疗的可行性。

1. 文献检索 选择中国知网CNKI数据库，检索时间为1994—2016年，检索词分别为“胰腺癌+粒子”、“胰腺癌+^{125}I”、“胰腺癌+碘”、“胰腺癌+籽源”，检索到的论文共计136篇，同一治疗组发表的不同类型论文（如临床分析与护理体会）筛选后保留一组统计数据，去除综述性及基础实验性文章，经筛选得到临床报告类论文56篇，总结其发表的数据。

2. 对比数据 中国抗癌协会胰腺癌专业委员会2004年回顾性分析1990—2000年8省2市14家三级甲等医院诊治的2340例胰腺癌患者临床流行病学调查资料，其中根治性切除489例（20.9%），包括标准的Whipple术、保留幽门胰十二指肠切除术或胰体尾癌切除术，中位生存时间为17.1个月；姑息性手术1071例（45.8%），包括胆肠旁路、胃空肠吻合术和内脏神经酒精封闭术等，中位生存时间为9.0个月；探查手术242例（10.3%）中位生存时间为4.5个月；未手术538例（23.0%），中位生存时间为3.0个月。在全部有TNM分期的病例中，Ⅰ期和Ⅱ期的患者有18.4%（311例），而Ⅲ期和Ⅳ期的患者则占81.6%（1381例）。

可手术切除病例按NCCN评价手术切除可能性分析为Ⅱ期病例以下489例，中位生存时间为17.1个月。

Ⅲ期以上病例包括：姑息性手术1071例，中位生存时间为9.0个月；探查手术242例，中位生存时间为4.5个月（其中未手术组538例，考虑为临床终末期病例，未统计在内），平均中位生存期为8.17月。

3. 放射性粒子植入治疗胰腺癌对患者生存期的影响 6篇相关论文中，35篇有明确随访结果并统计生存期，报道病例1099例，其中541例患者TNM分期为Ⅰ期24例，Ⅱ期127例，Ⅲ期291例，Ⅳ期99例；其余558例病例均为Ⅲ期以上，未做详细描述。统计患者做放射性粒子治疗的中位生存期为：Ⅰ期和Ⅱ期19.2个月，Ⅲ期以上患者12.8个月，均超过传统治疗方法。王要轩等报道的31例行胰十二指肠切除+腹膜后放射性粒子植入治疗胰头癌，中位生存期达29个月，显著超过其20例单纯胰十二指肠切除对照组（14个月）。

4. 放射性粒子植入治疗胰腺癌疼痛的疗效 56篇相关论文中，35篇明确记载了患者疼痛及治疗后缓解情况，报道病例391例，其中676例患者出现上腹部及腰背部疼痛，经放射性粒子治疗后615例疼痛出现不同程度缓解，总有效率为91.0%，显著高于其他治疗方法。

（盖保东 王俊杰）

参考文献

1. Ma C, Jiang YX. Trend and prediction on the incidence of pancreatic cancer in China. Chin J Epidemiology, 2013, 34: 160-163.
2. Stat Bite. U. S. pancreatic cancer rates. J Natl Cancer Inst, 2010, 102: 1822.
3. Siegel R, Naishadham D, Jemal A. Cancer statistics, 2013. CA Cancer J Clin, 2013, 63: 11-30.
4. Mulder I, Hoogenveen, Rudolf T, et al. Smoking cessation would substantially reduce the future incidence of pancreatic cancer in the European Union. Euro J Gastroentero Hepatol, 2002, 14: 1343-1353.
5. Haller DG. New perspectives in the management of pancreas cancer. Semin Oncol, 2003, 30: 3-10.
6. Zang QH, Ni QX, Zhang YL, et al. Clinical study of POSSUM and APACHE II for surgery in patients with pancreatic cancer. Chin J Surg, 2001, 4: 266-268.
7. 王俊杰，修典荣，冉维强，等．术中超声引导放射性 ^{125}I 粒子组织间植入治疗胰腺癌．中华放射肿瘤学杂志，2007，16：34-37.
8. 周伟，洛小林，毛凯，等．^{125}I 放射性粒子术中植入治疗晚期胰腺癌的疗效评价．中华放射肿瘤学杂志，2005，14：307-310.
9. 盖宝东，李永超．胰瘘的非手术治疗现状．中国现代手术学杂志，2002，6：311-313
10. 王要轩，薛焕洲，姜青峰，等．胰十二指肠切除联合 ^{125}I 粒子治疗胰头癌疗效观察．中华实用诊断与治疗杂志，2014，28：590-592.

第十三章

放射性粒子植入治疗腹膜后淋巴结转移瘤

第一节 概 述

腹膜后间隙作为一个特殊解剖间隙，结构复杂，淋巴网络丰富，淋巴结的转移表现可为单发或多发，主要位于腹主动脉、下腔静脉、腹腔干、肠系膜上、下动脉以及髂总、髂内外动静脉周围。消化、泌尿生殖、呼吸系统等恶性肿瘤均可出现腹膜后淋巴结转移。腹膜后大多数淋巴结转移无临床表现，部分表现为疼痛、梗阻性黄疸、下腔静脉阻塞、麻痹性肠梗阻等。目前临床上对于腹膜后转移，特别是腹膜后多发淋巴结转移缺乏有效的局部治疗方法。

（黄学全 胡效坤 何 闯）

第二节 腹膜后淋巴结转移瘤粒子治疗原则

术后复发、外放射治疗及化疗失败的单发、多发腹膜后转移瘤患者，^{125}I 粒子植入治疗可以作为有效补充治疗手段。肺癌 NCCN（2015）指南对于转移瘤的局部放疗原则：对于有临床症状转移瘤可选择姑息性放射治疗；子宫内膜癌 NCCN（2014）指南推荐，孤立性转移性子宫内膜癌或具有临床症状弥漫性转移者可考虑外放射治疗，对盆腔、腹主动脉旁以及髂血管旁转移淋巴结可直接外放射治疗。肝癌 NCCN 指南（2014）局部治疗原则：外放射治疗对于转移瘤所致临床症状控制是有效的，并可预防转移瘤所致并发症。多数恶性肿瘤可出现腹膜后淋巴结转移，可接受外放射治疗，^{125}I 低剂量率放射治疗在腹膜后转移瘤治疗具有优势，在实施粒子植入治疗前需遵循以下原则：

1. 无原发肿瘤病史和未明确原发肿瘤的腹膜后转移瘤，需行 CT 引导经皮穿刺活检明确病理类型。

2. 术前需 CT 增强或 MRI 增强检查。

3. 术前根据 CT、MRI 图像完成 TPS 计划，计划靶区为影像学边界外扩 0.5~1.0cm。

4. 在 CT 或 MRI 引导下完成粒子植入、间距 0.5~1.5cm。较大肿瘤由于粒子间的协同效应，可适当增大内部粒子间距。

5. 术中或术后立刻进行术后验证，发现剂量不足时及时补种粒子。

6. 术后 1、3 个月复查，以后 2 年内每 3 个月复查，2 年后如未进行治疗则每 6 个月复查；此后 1 次 / 年 CT 或 MRI 复查。

（黄学全　胡效坤　何　闯）

第三节　腹膜后淋巴结转移瘤放射性粒子治疗适应证和禁忌证

腹膜后解剖结构复杂，要求操作技能熟练，选择合理穿刺技术，以及选择合适粒子活度，能有效控制腹膜后淋巴结转移瘤，故对患者选择无绝对禁忌证，我们认为腹膜后转移瘤实施 ^{125}I 粒子植入治疗的适应证：

1. 有症状或无症状孤立性转移者，直径≤7cm。
2. 有症状或无症状多发转移者。
3. 术后淋巴结清扫或放射治疗后复发者。
4. 不能耐受或不愿意外放射治疗者。
5. 化学治疗、靶向治疗无效或复发者。
6. 预计存活时间大于 3 个月。

（黄学全　胡效坤　何　闯）

第四节　腹膜后淋巴结转移瘤放射性粒子植入治疗技术

一、患者准备

术前与患者详细沟通，讲明此次手术目的及利弊，并签署知情同意书。术前应完善血常规、凝血功能、心电图、输血前 ICT、肝肾功能、CT 或 MRI 增强等检查。局麻患者术前应予以镇静、镇痛等对症处理，全麻患者需行肺功能、血气分析等进一步评估。一般不需要肠道准备，若穿刺过程需经过胃、小肠者应做肠道准备，术前 6 小时禁食，必要时胃肠减压。若穿刺需经过结肠、直肠时，应在术前口服肠道抑菌药物并清洁灌肠，手术前 1~2 天流质饮食，术前 1 天肥皂水灌肠。术前 12 小时开始禁食，4 小时开始禁水。

二、TPS 计划及验证

TPS 计划及术后验证对 ^{125}I 粒子治疗疗效十分重要。根据扫描图像传入放射性粒子治疗计划系统（treatment plan system，TPS）制定治疗计划，根据扫描图像精确勾画肿瘤靶体积（gross tumor volume，GTV）及计划靶体积（planning target volume，PTV），PTV 应大于 GTV 边缘约 0.5cm。推荐活度为 0.6~0.8mCi 粒子，并给出 110~140Gy 处方剂量（prescribed dose，PD），使得靶区剂量 D90> 匹配周缘剂量(matched peripheral dose,MPD)。计算得出预计粒子量、粒子及粒子针分布情况,并绘制剂量-体积直方图(dose-volume histogram,DVH)。术毕,将复查图像输入 TPS 系统进行验证,要求术后靶区剂量 D90>MPD,90% 以上靶区接受剂量大于 100%,D200 剂量区小于 50% 靶区。

三、腹膜后转移瘤 ^{125}I 粒子植入方法

1. 单针法　运用单针穿刺达病灶区域,适用于较小病灶紧邻危险器官时或病灶解剖位置不适合平行进针情况下运用此法。

2. 平行针法　运用双针或多针对病灶进行插植,需要每颗针平行保持在 X 轴同一层面,适用于病灶大于 1cm 无危险器官阻挡时,选择穿刺针平行进针法,其分为双针平行和多针平行。特别是靠近膈肌附近区域病灶,由于病灶的移动弧度较大,需采取平行进针法穿刺布针,根据第一针穿刺的运动弧度在相对运动平行状态穿刺。

3. 经脏器法　病灶位于解剖结构复杂区域,且没有合理的进针部位时,穿刺道需通过实质或空腔脏器。此时应综合考虑通过各个脏器可能产生并发症后再进行选择。通过实质脏器胰腺时,需特别注意主胰管层面穿刺,通过空腔脏器即使有肠道准备也应尽量避开结肠,若无法避开结肠可减少插针次数,通过针尖斜面进行深部穿刺方向调整。

4. 拓宽路径法　穿刺时为了减少对穿刺路径结构的损伤,可以在穿刺针经过的间隙注入生理盐水或气体,推移穿刺路径中的重要脏器,减少不必要的损伤和并发症。如经肋膈窦区域穿刺时可注入生理盐水,将肺组织推移后进针,避免损伤肺组织;经膈顶或膈下病变穿刺时人工气胸可以避免肺组织损伤;经过肾旁时注入生理盐水推开肾脏;经肠壁部分遮挡时注入生理盐水将肠道推开等。

5. 同轴针法　由导引针和工作针具组成,先用导引针穿刺到达病灶边缘,拔出针芯,然后将工作针插入导引针管内送到目的区,进行粒子植入治疗,共轴针法多用于被骨骼遮挡的病变穿刺或无安全进针路线病灶,理论上可降低沿针道转移风险。

6. 钝性分离法　位于血管神经间隙或后方病变,锐利尖端的穿刺器械可能导致上述结构的损伤,在穿刺过程中按常规方法接近这些结构后,采用由圆头针芯和针鞘组成的穿刺系统缓慢分离这些结构间隙穿过,到达目标后,再更换为工作针具进行穿刺和粒子植入,可以减少神经、血管的损伤。此方法多用于肠系膜动静脉、腹主动脉-下腔静脉以及下腔静脉-门静脉等部位间隙或后方病变的穿刺,此法也可以安全通过胃肠管间隙。

7. 倚血管壁法　腹膜后淋巴结与腹膜后血管相伴而行,当淋巴结转移瘤常包裹邻近血管或邻近血管受推移改变,因 PTV 一般均要大于 GTV,故穿刺针应在病灶最边缘处布置粒子。穿刺过程中为避免损伤血管,远离血管布置粒子,致邻近血管周围肿瘤组织放射剂量降低,出现治疗冷区。故进针时应紧邻于血管壁进针。

8. 经椎间盘法　位于主动脉与腔静脉间淋巴结,因进针路线无法实施,可选择椎间盘层面进行粒子植入,其缺点是头尾侧方向难以调整,常做为备选植入方法。

(黄学全　胡效坤　何　闯)

第五节　临床治疗疗效

有学者报道 ^{125}I 粒子植入治疗腹膜后转移瘤患者中，经 1~3 个月随访观察，局部控制率较好，其中报道了 20 例原发性肝癌并腹膜后淋巴结转移瘤患者，第 3、6、10、15 个月的局部控制率分别为 70.0%、56.3%、44.4%、25.0%。汪建华等报道 27 例 ^{125}I 粒子治疗腹腔、腹膜后淋巴结转移瘤，其中淋巴结 CR 12 例、PR 8 例、SD 4 例、PD 3 例，总有效率为 74.1%。腹膜后转移瘤导致疼痛的控制方面，^{125}I 粒子植入术后第 2~7 天患者疼痛得到较好的控制，其中报道 28 例患者行 ^{125}I 粒子永久组织间植入镇痛治疗时，显示疼痛的控制与随访时间呈正比，在 1 周 ~6 个月的疼痛控制率由 82.14% 上升至 96.43%。笔者单位针对 21 例肝癌腹膜后单发或多发淋巴结转移癌的 ^{125}I 粒子植入治疗，粒子植入治疗后中位生存期为 22 个月。^{125}I 粒子腹膜后转移瘤患者要准确评价效果，一般应术后 3 个月随访较为合适，若随访时间太早，^{125}I 粒子的放射性损伤尚未达到最大效应，通过实体瘤治疗疗效评价标准（response evaluation criteria in solid tumors，RECIST）对肿瘤测量和疗效评价；疼痛评估按疼痛程度分级标准。

（黄学全　胡效坤　何　闯）

第六节　并　发　症

一、疼痛

局麻患者后疼痛多为轻度，1~2 天内消失，可不做处理。术前必须耐心与患者交流，说明穿刺的方法和目的，减轻其精神负担。术前使用镇静、镇痛药物，术中充分麻醉，术后损伤疼痛，应给予镇痛、止血等对症治疗。当转移瘤较大、侵犯范围较广、包埋神经丛以及不能耐受某体位时，建议选择在全身麻醉下行转移瘤 ^{125}I 粒子植入术。

二、出血

腹膜后血管较多，少量出血多见。腹膜后转移瘤常与腹部大血管紧邻，穿刺过程中对针尖的方向把控不佳，不采取合理的进针方法可能导致血管、器官损伤。术前应行 CT 增强检查，对碘过敏者应行 MRI 增强检查，以了解血管是否有变异。若穿刺针损伤大血管时可采取分步退针方法即将穿刺针缓慢退至血管内壁停顿后再后退至血管外壁区域，然后退出穿刺针，可减少出血发生，若此方法无效，则需要其他治疗方法进行止血。由于腔静脉压力较低，一般损伤不易导致出血，但不建议经腔静脉穿刺，因有导致肿瘤细胞沿腔静脉转移风险。

三、针道转移

由于腹膜后转移瘤粒子植入需要多次穿刺，穿刺次数增加，势必增加肿瘤针道转移概率。因此，合理布针与良好的穿刺技巧可以减少穿刺次数，减少肿瘤针道转移概率，但有时一次性穿刺亦会导致针道转移，在随访中发现应及时处理。

四、穿刺区感染

术区感染少见，但当腹膜后转移瘤紧邻肠道时，应注意勿损伤肠道，穿刺需经过肠道进行粒子布置时，应行肠道准备，同时应联合应用多种方法，尽量减少穿刺经过肠道次数，当经过肠道时术前、术后应预防性使用抗生素，降低感染的发生。为了预防感染的发生，术前要注意机房和器械消毒；术中操作者应注意无菌操作；穿刺途径尽可能避开消化道，尤其是结肠。

五、粒子移位

腹膜后粒子植入术后粒子移位可沿血管移位或腹腔、腹膜后间隙内移位，常发生在肝脏、肺、盆腔等部位，一般情况无粒子移位相应并发症发生。

六、胰腺炎

穿刺过程中尽量避开胰腺，若需经胰腺穿刺，术后应行血清淀粉酶测定，禁食、水，若诊断胰腺炎，需按相应治疗方案进行处理。

（黄学全　胡效坤　何　闯）

参考文献

1. Mirilas P, Skandalakis JE. Surgical anatomy of the retroperitoneal spaces, Part Ⅲ: Retroperitoneal blood vessels and lymphatics. Am Surg, 2010, 76: 139-144.
2. Osman S, Lehnert BE,. Elojeimy S, et al. A comprehensive review of the retroperitoneal anatomy, neoplasms, and pattern of disease spread. Curr Probl Diagn Radiol, 2013, 42: 191-208.
3. Datta K, Muders M, Zhang H, et al. Mechanism of lymph node metastasis in prostate cancer. Future Oncol, 2010, 6: 823-836.
4. 何闯，刘云，杨丽，等．CT 引导下 ^{125}I 粒子植入治疗腹膜后淋巴结转移瘤．介入放射学杂志，2014，23：1022-1025.
5. Georgakopoulos J, Zygogianni A, Papadopoulos G, et al. Permanent implantation as brachytherapy technique for prostate carcinoma-review of clinical trials and guidelines. Rev Recent Clin Trials, 2012, 7: 173-180.
6. 张久权，黄学全，张碌，等．CT 导向下 ^{125}I 粒子植入治疗多发骨转移瘤．中华医学杂志，2008，88：2739-2742.
7. 姜勇，黄子林，吴沛宏，等．CT 导向下 ^{125}I 粒子植入治疗晚期肿瘤转移淋巴结的近期疗效．癌症，2008，27：1082-1087.
8. 沈新颖，张彦舫，窦永充，等．^{125}I 粒子 CT 导向植入治疗恶性肿瘤多发腹膜后淋巴结转移．放射学实践，2012，10：1128-1131.

9. 高飞,顾仰葵,黄金华,等. CT 引导下 ^{125}I 近距离治疗肝癌腹膜后转移性淋巴结的临床价值. 中华医学杂志,2013,93:2155-2157.

10. 何闯,刘云,杨丽,等,CT 引导下 ^{125}I 粒子治疗腹膜后淋巴结转移瘤植入技巧. 介入放射学杂志,2015,24:534-536.

第十四章

放射性粒子植入治疗复发性直肠癌

第一节　概　　述

目前，结直肠癌发病率居美国恶性肿瘤排名第4位，死亡率排名第2位。远处转移及局部复发是其治疗失败的主要方式。随着肿瘤的早期诊断、辅助性放化疗的开展及TME手术的应用，直肠癌术后局部复发率由既往30%~40%下降至15%左右。其中多数局部复发发生于2年以内。

直肠癌局部复发最常见症状为疼痛（40%~80%）、出血。疼痛有时伴有向下肢放射，但该疼痛一般为坐骨神经受侵，多提示不能手术切除。出血可为便血或阴道出血。此外局部复发的临床症状和体征由手术术式不同而有所差异（腹会阴联合切除或保肛手术）。如保肛手术复发主要表现排便习惯改变，如血便和（或）便秘、大便变细。肛门指诊或双合诊可以发现肿物或坚硬固定组织，其与术后改变常难以区别。腹会阴联合切除肿块一般无法触及。有的患者可出现下肢水肿。部分学者依据伴发症状或者复发部位对局部复发进一步分类。如根据有无症状及是否伴有疼痛，分为：S0无症状；S1有症状但无疼痛；S2有疼痛症状。Mayo Clinic根据复发的部位（前、骶、左、右）、复发肿瘤数目（F0~F3）及与周期器官关系来分类。Wanebo等将肠腔内复发定义为TR1、TR2；吻合口周围复发，局限周围浸润为TR3；侵及周围器官及骶前组织侵犯为TR4；侵及骶骨或盆壁为TR5。美国纪念斯隆-凯特琳癌症中心（Memorial Sloan-Kettering Cancer Center，MSKCC）则针对复发部位分为中央、前部、后部及侧部，其划分更加细致。

直肠癌局部复发的诊断常依靠：①常见病史、症状及体征，如早期骶神经丛刺激症状（疼痛，排便习惯改变），保肛术后的肛门指诊，女性患者阴道检查等；②结合影像学检查，如CT、MRI、PET/CT、腔内超声内镜等；③病理活检证实。但因为部分病例取病理困难，给病理诊断造成困难。多数学者采用如下至少一项为主要诊断标准：①病理证实复发；②查体病变进行性增大；③邻近骨组织破坏；④PET/CT异常高代谢表现。及以下至少一项为次要标准：①复查CT或MRI病变增大；②侵犯邻近器官；③血清肿瘤标志物进行性增高；④超声内镜、CT或MRI典型改变。

直肠癌局部复发治疗手段有限，多数效果不理想。主要包括手术治疗、同步放化疗 ± 手术治疗、手术 + 术中放疗、近距离放疗等。具体治疗方案的选择取决于患者的病变范围、原发手术类型、既往是否接受过放疗、身体一般状况等。

（姜玉良　王俊杰）

第二节　直肠癌治疗原则

一、直肠癌分期

美国癌症联合委员会（AJCC）/ 国际抗癌联盟（UICC）结直肠癌 TNM 分期系统（2010 第 7 版）。具体如表 14-1 和表 14-2 所示。

表 14-1　T、N、M 定义

原发肿瘤（T）	
Tx	原发肿瘤无法评价
T0	无原发肿瘤证据
Tis	原位癌：局限于上皮内或侵犯黏膜固有层[a]
T1	肿瘤侵犯黏膜下层
T2	肿瘤侵犯固有肌层
T3	肿瘤穿透固有肌层到达浆膜下层，或侵犯无腹膜覆盖的结直肠旁组织
T4a	肿瘤穿透腹膜脏层[b]
T4b	肿瘤直接侵犯或粘连于其他器官或结构[b、c]
区域淋巴结（N）	
Nx	区域淋巴结无法评价
N0	无区域淋巴结转移
N1	有 1~3 枚区域淋巴结转移
N1a	有 1 枚区域淋巴结转移
N1b	有 2~3 枚区域淋巴结转移
N1c	浆膜下、肠系膜、无腹膜覆盖结肠 / 直肠周围组织内有肿瘤种植（tumor deposit，TD），无区域淋巴结转移
N2	有 4 枚以上区域淋巴结转移
N2a	4~6 枚区域淋巴结转移
N2b	7 枚及更多区域淋巴结转移
远处转移（M）	
M0	无远处转移

续表

M1	有远处转移
M1a	远处转移局限于单个器官或部位（如肝、肺、卵巢、非区域淋巴结）
M1b	远处转移分布于一个以上的器官/部位或腹膜转移

表 14-2　解剖分期/预后组别

期别	T	N	M	Dukes*	MAC*
0	Tis	N0	M0		
Ⅰ	T1	N0	M0	A	A
	T2	N0	M0	A	B1
ⅡA	T3	N0	M0	B	B2
ⅡB	T4a	N0	M0	B	B2
ⅡC	T4b	N0	M0	B	B3
ⅢA	T1~T2	N1/N1c	M0	C	C1
	T1	N2a	M0	C	C1
ⅢB	T3~T4a	N1/N1c	M0	C	C2
	T2~T3	N2a	M0	C	C1/C2
	T1~T2	N2b	M0	C	C1
ⅢC	T4a	N2a	M0	C	C2
	T3~T4	N2b	M0	C	C2
	T4b	N1~N2	M0	C	C3
ⅣA	任何 T	任何 N	M1a	–	–
ⅣB	任何 T	任何 N	M1b	–	–

注：cTNM 是临床 TNM 分期。pTNM 是病理分期。y 前缀代表接受新辅助后的再分期，如 ypTNM。病理完全缓解可以表示为 ypT0N0cM0，其预后类似于 0 或 I 期。r 前缀用于患者无瘤生存一段时间后，复发的再分期，如 rTNM

*Dukes B 期包括预后较好（T3N0M0）和预后较差（T4N0M0）两类患者，Dukes C 期也同样（任何 TN1M0 和任何 TN2M0）。MAC 是 Astler-Coller 分期的改良分期

[a]Tis 包括肿瘤细胞局限于腺体基底膜（上皮内）或黏膜固有层（黏膜内），未穿过黏膜肌层到达黏膜下层

[b]T4 的直接侵犯包括穿透浆膜侵犯其他肠段，并得到镜下诊断的证实（如盲肠癌侵犯乙状结肠），或者位于腹膜后或腹膜下肠管的肿瘤，穿破肠壁固有基层后直接侵犯其他的脏器或结构，例如降结肠后壁的肿瘤侵犯左肾或侧腹壁，或者中下段直肠癌侵犯前列腺、精囊腺、宫颈或阴道

[c] 肿瘤肉眼上与其他器官或结构粘连则分期为 cT4b。但是，若显微镜下该粘连处未见肿瘤存在则分期为 pT3。V 和 L 亚分期用于表明是否存在血管和淋巴管浸润，而 PN 则用以表示神经浸润（可以是部位特异性的）

二、直肠癌治疗原则

直肠癌的治疗是以外科手术为主的综合治疗，包括手术、放疗、全身化疗及靶向治疗等。

1. 早期直肠癌,可单纯手术治疗,术后不需要辅助放化疗。

2. 术前临床分期为Ⅱ、Ⅲ期直肠癌,建议给予同步放化疗后行手术治疗,术后辅助化疗。术前未行同步放化疗者,术后分期为Ⅱ、Ⅲ期直肠癌者,行术后同步放化疗后,再行辅助全身化疗。可根据 *KRAS* 等基因检测结果,考虑是否联合靶向治疗。

3. 晚期直肠癌(Ⅳ期),则以全身化疗为主。对于寡转移的Ⅳ期直肠癌,仍可考虑新辅助治疗后手术治疗。

三、术后复发直肠癌的治疗原则

术后复发包括盆腔局部复发及远处复发(转移)。远处复发治疗原则参照Ⅳ期直肠癌,本章节主要讨论术后局部复发直肠癌的治疗。

直肠癌局部复发治疗手段有限,多数效果不理想。主要包括手术治疗、同步放化疗 ± 手术治疗、手术 + 术中放疗、近距离放疗等。具体治疗方案的选择取决于患者的病变范围、原发手术类型、既往是否接受过放疗、身体一般状况等。至于在具体情况下,选择何种方案,目前尚有不同看法。一般对于一些孤立的盆内复发,其手术切除有可能保留肠、膀胱括约肌等神经功能的,且身体状况好无并发症的病例,可考虑再手术治疗。可获得相对较好的生存率。R0 切除为最重要的预后因素。对于复发病变盆内浸润范围广泛,再手术难度大,有一定的死亡率和并发症率,且 R0 切除率低,一般给予放化疗,姑息减轻症状效果明显。

对于直肠癌术后局部复发,是否应给予再次手术,手术切除范围、手术病例的选择等,各家观点尚无统一。准确判断局部复发病灶的大小和浸润程度,对决定是否手术切除复发病灶、选择何种手术、联合切除哪些脏器、如何选择恰当的综合治疗模式有意义。

因局部复发的异质性,文献报道很难有统一标准,关于再手术的适应证及禁忌证尚无统一规定,但多数学者认为,符合下列条件的可以考虑手术:①孤立的吻合口周围或会阴复发;②肿瘤侵及邻近器官如膀胱、前列腺或阴道;③后位肿瘤黏附或侵及骶骨远端(S2 以下);④无侧盆壁、上位骶骨、盆腔神经侵犯;⑤无肾盂积水等输尿管累及征象。而下列条件之一者为手术禁忌:①骨盆外转移;②肿瘤固定于侧盆壁或冰冻骨盆(除非接受术前放疗);③侵及坐骨神经而致的大腿疼痛;④双侧输尿管梗阻;⑤单侧的大腿肿胀;⑥静脉梗阻;⑦ S2 以上骶骨受侵;⑧小肠多袢肠管受侵。有报道挽救手术达到 R0 切除率 30%~40%,其中位生存期为 10~25 个月,R0 切除术后 13.5~15 个月内局部再复发率为 33%~48%。

关于直肠癌术后局部复发,对于既往无盆腔放疗史病例,可以考虑盆腔放疗 ± 同步化疗 ± 挽救性手术治疗。对于既往盆腔有放疗史病例,考虑到术后血运破坏,放射累积剂量,小肠耐受量等因素,治疗棘手。再放疗无论是放疗剂量还是放疗方法都有一定难度。美国肯塔基医学院的 Mohammed 等对 103 例复发病例予姑息性再放疗。患者既往均有放疗史,剂量 30~74Gy(中位剂量 50.4Gy)。再放疗剂量 15~49.2Gy(中位剂量:34.8Gy),其中 43 例超分割 30.0Gy,60 例常规分割 30.6Gy,缩野追量 6.0~20Gy,放疗同时予 5-FU 200~300mg/(m^2·d)化疗增敏。两次放疗总累积剂量 70.6~108Gy(中位剂量:85.8Gy)。手术探查 41 例,34 例手术切除,7 例无法切除。症状缓解显著,在完全缓解率、总有效率、姑息效果中位持续时间、维持至死亡率上，出血分别为 100%、100%、10 个月、80%，疼痛分别为 55%、83%、9 个月、33%，肿块缩小分别为 25%、88%、8 个月、20%。全组中位生存期为 12 个月，2 年、3 年生存率为 25%、14%。再放疗期间较为常见的急性反应为皮肤改变、中度腹泻（1~2 度），23（22%）例由于严重腹泻和（或）3 度皮肤损伤放疗短时中断，15 例不能继续放疗，6 例（6%）4 度腹泻。晚反应：18 例（17%）3 度腹泻，15 例（15%）肠梗阻，4 例肠瘘，2 例皮肤溃疡，无出血性膀胱炎。长期并发症与再放疗剂量、累积放射量、手术无明显相关，而与放疗分割方式（常规分割与超分割，$P<0.05$）和两次放疗间隔（2 年内与 2 年以上，$P=0.0001$）有关。超分割和 2 年以上放疗间隔者，长期合并症低。全组总的 5 年生存率和中位生存期分别为 19%、26 个月，单独放化疗组分别为 15%、14 个月。影响生存因素主要有 KPS 评分、再放疗剂量、手术再切除，而分割方式、无瘤生存时间、累积量则无明显相关。直肠癌术后复发再放疗的主要剂量限制器官为小肠，再放疗仍是一个较有效的方法，尤其是采用超分割放疗可以降低晚期反应的发生。姑息减症效果明显，但生存率仍不高。

美国麻省总医院及梅奥医学中心早期数据提示，术中放疗可以增加局部晚期及局部复发直肠癌的总生存率及降低局部复发率。但近年来一些文献未显示出其优势，杜克大学的一组数据提示术中放疗的副反应明显增加。目前尚缺少随机临床试验。最近的一个系统回顾分析提示术中放疗对于局部晚期及局部复发直肠癌的优势尚不明确。

此外局部复发直肠癌也可以采用组织间近距离治疗，部分取得较好的结果，该内容将在后续给予详细描述。

尽管尚无足够证据，但随访过程中的高远处转移率，支持应用全身化疗。

（姜玉良 王俊杰）

第三节 局部复发直肠癌放射性粒子治疗适应证和禁忌证

一、适应证

1. 无法手术治疗的局部复发病例 包括：①外科评估不能达到 R0 切除患者；②患者不能耐受手术；③患者不接受手术治疗。

2. 无法行外放疗 包括：①既往盆腔放疗史，无法足量放疗；②不耐受或不接受外放疗。

3. 外放疗后肿瘤残存，放射性粒子可作局部补量手段。化疗后肿瘤残存，放射性粒子可作为挽救性治疗手段。

4. 肝肺寡转移合并局部复发的姑息性治疗。

5. 存在合适的经皮穿刺路径。

二、禁忌证

1. 一般情况差，预计生存时间小于 3 个月。

2. 严重肝肾功能异常。
3. PLT 低或凝血功能差，穿刺出血风险高者。
4. 存在麻醉禁忌证。
5. 复发部位及预计穿刺部位合并活动性感染者。
6. 复发累及邻近膀胱、阴道，发生膀胱瘘、阴道瘘风险较高者，为相对禁忌证。

（姜玉良　王俊杰）

第四节　局部复发直肠癌放射性粒子治疗技术

一、推荐剂量

根据 AAPM TG-43 结论及国外国内经验，推荐复发肿瘤靶区剂量 D90 为 140~160Gy。作为外放疗局部补量手段，推荐粒子处方剂量不低于 120Gy。^{125}I 粒子活度，推荐选择 0.6~0.7mCi 为宜。

二、治疗技术及流程

1. 完善检查，明确复发再分期。结合既往手术术式、放疗范围及剂量、化疗方案等由外科、放疗、化疗科联合会诊，制定综合治理方案。
2. 复发需要病理证实，粒子植入前无法取得病理结果时，需要 PET 临床诊断为复发。并于穿刺植入粒子前穿刺活检。
3. 初步确定粒子植入穿刺体位，模拟设计穿刺路径。
4. 术前计划，初步制定靶区剂量、粒子活度。
5. 预约椎管内麻醉。行肠道准备等术前处理。
6. CT 引导下经皮穿刺，植入粒子。
（1）固定穿刺体位。
（2）CT 扫描，确定肿瘤范围（有条件结合 MRI、PET/CT 确定肿瘤范围），设计穿刺路径。
（3）插入穿刺针。有条件将穿刺后 CT 图像，导入 TPS，并于穿刺针走行上以适当距离，标记适当活度放射性粒子，评估肿瘤及周围危及器官剂量分明，行实时计划设计。
（4）完成放射性粒子植入。
7. 将植入后 CT 图像导入 TPS 行术后剂量验证。
8. 术后处理及观察。

（姜玉良　王俊杰）

第五节　临床治疗疗效

早在 20 世纪 80 年代末，美国 MSKCC 应用术中植入 ^{125}I 粒子治疗局部复发直肠癌。共 36

例，其中位生存期为27个月，4年生存率为25%，局部失败率为22%。90年代，美国Martinez-Monge等应用 ^{125}I粒子治疗局部复发直肠癌29例，其中5例联合植入后外放疗。其1、2、4年局部控制率分别为38%、17%、17%，中位局部进展时间为11个月，1、2、4年生存率分别为70%、35%、21%。

国内学者采用 ^{125}I粒子治疗局部复发直肠癌进行了积极的探索，并取得了较好的临床效果。北京大学第三医院王俊杰等采用CT引导技术，对直肠癌盆腔局部复发行放射性粒子植入治疗。其1、2年局部控制率分别为16.2%、8.1%。1、2年生存率分别为42.9%、10.7%。姑息镇痛效果明显。该文献为NCCN指南所引用，将放射性粒子植入治疗作为直肠癌局部复发手段推荐之一。表14-3为国内部分学者采用放射性粒子治疗局部复发直肠癌的结果，因文献数据异质性较大，尚无法横向比较。总体上较相似的方面为，皆获得很好的姑息镇痛效果，及较好的肿瘤局部控制。

表14-3 部分国内学者放射性粒子治疗局部复发直肠癌结果

作者	发表时间	病例数	既往外放疗	临床有效率	中位局部控制时间（月）	1年局部控制率	1年生存率	疼痛缓解
王俊杰	2010	15	是	–	7	87%	42.9%	–
王俊杰	2014	30	是	50%	7.8	30%	66.5%	95.2%
李胜勇	2013	12	部分	91%	–	–	–	89%
张开贤	2009	32	部分	87.5%	–	–	75%	86%
王忠敏	2009	20	不详	75%	–	–	75%	84.6%*
张亮	2008	21	不详	90.1%	–	–	–	100%

注：*：由文中数据推算

由以上结果表明，放射性粒子植入治疗直肠癌局部复发，局部控制及症状改善效果较好，生存率有潜在提高趋势。

（姜玉良 王俊杰）

第六节 并 发 症

放射性粒子植入治疗手段安全、微创。对于直肠癌局部复发放射性粒子植入治疗方面，文献报道副反应轻微。根据放射性粒子植入步骤讨论，并发症主要包括穿刺插植过程、粒子植入后两个方面。

一、插植相关并发症

包括出血、感染、疼痛等。穿刺伤及周围邻近器官（如血管、肠管、膀胱、神经等），严格把握适应证及操作流程，多可避免或症状轻微，不需特殊处理。

二、粒子植入后相关并发症

文献报道，复发直肠癌放射性粒子植入后，肠瘘发生率约为10%。根据北京大学第三医院经验，未发现肠瘘、尿瘘、血肿、明显放射性膀胱炎、肠炎等副反应。考虑与术前严格把握适应证、术前模拟计划、围术期处理充分、术中CT精确引导等降低了该副反应的发生概率。另病例样本数尚不足够多也可能为原因之一。笔者医院30例病例中，副反应轻微，不须特殊处理而好转。仅3例出现Ⅲ级以上副反应，无治疗相关死亡。

三、注意事项

1. 适应证的把握　建议多学科协作形式讨论病例，严格把握放射性粒子植入治疗直肠癌盆腔局部复发适应证。合理应用该技术。

2. 术前术后计划　术前计划可以预判放射性粒子的活度、数量，初步判断肿瘤剂量及周围危及器官剂量，从而指导治疗，规避风险。术后计划，为对该治疗真实的评价，可以计算出肿瘤剂量及周围危及器官剂量，为后续治疗提供依据。对于肿瘤与膀胱、肠管等空腔脏器边界不清者，尽量选择较低活度粒子，并与上述危及器官保持适度的距离。必要时可计划肿瘤缩小后给予二程放射性粒子植入。

3. 围术期处理　术前严格按照相关规范行血常规、凝血功能等检查。常规行术前肠道准备，必要时肠道造影。向患者说明操作步骤，取得患者术中配合。对于已累及输尿管或与输尿管边界欠清者，先行输尿管支架置入治疗，可以在术中显示输尿管位置，除此尚有预防或治疗肾盂积水作用。疼痛处理上，因操作过程多采用椎管内麻醉，故多数仅表现为术后轻度疼痛，多不需特殊处理或给予临时镇痛药物。

4. 操作技术的改进　盆腔局部复发，多与膀胱、肠管、血管、神经等毗邻。操作过程中，尽量避免误伤。插入植入针必要时须采用钝性操作，拔出针芯等技巧确保进针安全。对于特殊部位的复发病例，须不断改进进针路径或方法、退针手法等。

（姜玉良　王俊杰）

参考文献

1. National Comprehensive Cancer Network. NCCN Clinical Practice Guidelines in Oncology: rectalcancer. Washington: National Comprehensive Cancer Network, 2015.

2. Tanis PJ, Doeksen A, van Lanschot JJ. Intentionally curative treatment of locally recurrent rectal cancer: a systematic review. Can J Surg, 2013, 56: 135-144.

3. Mohiuddin M, Marks G, Marks J. Long-term results of reirradiation for patients with recurrent rectal carcinoma. Cancer, 2002, 95: 1144-1150.

4. Shoup M, Guillem JG, Alektiar KM, et al. Predictors of survival in recurrent rectal cancer after resection and intraoperative radiotherapy. Dis Colon Rectum, 2002, 45: 585-592.

5. Ferenschild FT, Vermaas M, Nuyttens JJ, et al. Value of intraoperative radiotherapy in locally advanced rectal cancer. Dis Colon Rectum, 2006, 49: 1257-1265.
6. Dresen RC, Gosens MJ, Martijn H, et al. Radical resection after IORT-containing multimodality treatment is the most important determinant for outcome in patients treated for locally recurrent rectal cancer. Ann SurgOncol, 2008, 15: 1937-1947.
7. Turley RS, Czito BG, Haney JC, et al. Intraoperative pelvic brachytherapy for treatment of locally advanced or recurrent colorectal cancer. Tech Coloproctol, 2013, 17: 95-100.
8. 易福梅,王皓,袁慧书,等. CT引导125I放射性粒子植入治疗局部复发性直肠癌的疗效分析. 中华放射医学与防护杂志,2014,34:30-33.
9. Wang Z, Lu J, Liu L, et al. Clinical application of CT-guided (125) I seed interstitial implantation for local recurrent rectal carcinoma. RadiatOncol, 2011, 6: 138.
10. 张亮,范卫君,黄金华,等. CT导向下125I粒子植入治疗直肠癌术后局部复发. 中华医学杂志,2008, 88:1335-1338.

第十五章

放射性粒子植入治疗子宫颈癌

第一节 概　　述

宫颈癌是来源于宫颈上皮的恶性肿瘤，世界范围内宫颈癌是女性第4位常见肿瘤。近年来宫颈癌发病率呈明显下降趋势，据全国肿瘤登记中心2014年最新研究解析中国宫颈癌发病率为9.84/10万，死亡率更低，为2.60/10万，且如能早期诊断通常可以治愈；联合应用HPV检测和细胞学检查也可以明显降低浸润性宫颈癌的发病率，但是，宫颈癌仍然是严重威胁女性健康的疾病。

（白　静　王俊杰）

第二节　子宫颈癌治疗原则

一、分期

根据最新的2015年NCCN宫颈癌临床实践指南，宫颈癌分期仍采用FIGO 2009年临床分期，2009年的临床分期将ⅡA期分为ⅡA1期（直径≤4cm）和ⅡA2期（直径>4cm）。淋巴脉管间隙侵犯（LVSI）并不改变FIGO分期。MRI、CT、PET-CT有助于制定治疗计划，但不改变原来的分期。手术分期尚未引入分期中。怀疑膀胱或直肠侵犯时应用膀胱镜或直肠镜。

二、治疗原则

1. ⅠA1期的初始治疗无淋巴管间隙受侵保留生育功能者可行锥切，不保留生育功能者可行单纯子宫切除术后随访，无需行术后辅助治疗；ⅠA1期的初始治疗无淋巴管间隙浸润者，行锥切联合腹腔镜下盆腔前哨淋巴结（SLN）显影和淋巴切除。

2. 根治性子宫切除术联合双侧盆腔淋巴结切除术是ⅠA2、ⅠB1、ⅡA1期不保留生育功能患者首选的治疗方法；经阴道根治性宫颈切除术联合腹腔镜下淋巴结切除用于经仔细筛选的ⅠA2、ⅠB1期病灶直径≤2cm需要保留生育功能的患者。术后给予盆腔放疗＋近距离放疗。

3. ⅠB2和ⅡA2期初始治疗选择广泛子宫切除术+盆腔淋巴结切除+主动脉旁淋巴结取样，术后病理无淋巴结转移但存在中高危因素者（新增中危因素：肿瘤较大、侵犯宫颈间质、淋巴脉管间隙阳性）给予盆腔放疗 ± 顺铂同期化疗；术后病理淋巴结转移和（或）切缘阳性和（或）宫旁浸润需补充盆腔放疗+顺铂同期化疗 ± 阴道近距离放疗。对于ⅠB2和ⅡA2期治疗可以按照上述推荐方法，也可参照ⅡB期、ⅢA期、ⅢB期、ⅣA期推荐的治疗方法。

4. ⅡB期及以上的晚期病例通常不采用子宫切除术，大多采用同期放化疗。初始治疗选择盆腔放疗+顺铂同期化疗+近距离放疗（根据阳性淋巴结的位置进一步选择放疗延伸野的范围）。

5. 局部或远处复发的治疗如果患者既往无放疗史或复发灶位于既往放疗野外，可手术切除病灶，再行肿瘤靶向放疗+含铂方案化疗 ± 近距离放疗；复发灶为多病灶或无法手术切除者，可选择化疗和支持治疗。

6. 宫颈癌的化疗：NCCN宫颈癌指南中，化疗的作用主要用于进行放疗增敏和治疗复发和转移，对于复发和转移性宫颈癌患者，化疗无法有效改善患者预后和提高生活质量，只推荐有盆腔外转移和无法接受放疗或手术的复发性患者接受化疗。新增拓扑替康/紫杉醇/贝伐单抗为复发或转移性宫颈癌的一线化疗方案。

（白 静 王俊杰）

第三节 复发子宫颈癌放射性粒子治疗适应证和禁忌证

一、适应证

1. 术后复发不宜或不能手术，直径≤5cm。
2. 术后放疗后复发，不能手术和外放疗者。
3. 盆腔淋巴结转移。

二、禁忌证

1. 恶病质。
2. 肿瘤侵犯大血管，或压迫血管有血栓形成风险者。

（白 静 王俊杰）

第四节 复发子宫颈癌放射性粒子治疗技术

一、放射性 ^{125}I 粒子植入的剂量和活度

靶区剂量D90为120~160Gy。如果作为外放疗的补充剂量，建议处方剂量110~140Gy。

推荐每颗粒子活度为 0.6~0.7mCi。

二、放射性 ^{125}I 粒子的植入术式

1. CT 引导下经皮植入。
2. 宫腔镜下植入。
3. 超声引导下经阴道植入。

三、植入手术流程

1. 硬膜外联合腰麻下 CT 引导插入植入针，间距 1cm，避开血管和输尿管等周围重要器官。

2. 植入粒子，植入粒子间距 1cm，需要根据术前计划及影像提供的肿瘤活性区域范围调整粒子的分布，既要避免剂量冷点，又要避免粒子植入无活性区域。

3. 术后一般不需止血和抗感染等特殊处理。

四、术后剂量验证

根据术后 CT 影像，使用粒子植入的计划验证系统进行剂量验证，获得 DVH 图，分析肿瘤和正常组织所接受的剂量参数，如发现肿瘤剂量不足，术后 1 个月给予补充种植。

（白　静　王俊杰）

第五节　临床治疗疗效

虽然宫颈癌早期诊断后可以治愈，但绝大部分患者诊断时分期为 FIGO IB2-IVA。标准的根治方法是外放疗辅以顺铂为基础的同步化疗，同时结合近距离腔内治疗。尽管经过上述根治治疗，仍有将近一半患者出现生殖器通路和区域淋巴结复发。一项 121 例行根治性切除术后的宫颈癌患者的研究中位复发时间为 28.4 个月（1.2~129.9 个月），106 例可评价疗效患者 46.3% 出现局部复发；另一项 120 例 FIGO 分期Ⅰb~Ⅱa 期宫颈癌患者行根治性切除辅助外放射治疗复发研究显示 42% 出现复发，其中 70% 局部复发，中位局部复发时间为 19 个月（6~120 个月）。Kitagawa 等报道一项多中心的Ⅱ期临床研究使用紫杉醇和卡铂治疗复发或局部进展宫颈癌，结果显示：ORR59.9%，CR 5 例（13%）；中位反应时间 5.2 个月；无进展生存期和总生存期分别为 5.3 个月和 9.6 个月，未见治疗相关的死亡。Downs 等报道了另一项三药联合方案治疗复发宫颈癌的Ⅱ期临床研究，研究结果显示：共纳入 28 例患者，可评价疗效 21 例，全组客观有效率 33%（7 例中 4 例 CR，3 例 PR），全组总生存期为 10 个月，中位无进展生存期 5 个月。以顺铂为基础的同期放化疗明显改善了早期宫颈癌的局部控制率，延长了总生存期，但对于晚期特别是经综合治疗后局部未控制或复发转移的宫颈癌患者，这种标准治疗模式仍显不足。对于复发宫颈癌可改变同期放化疗中放疗的方式，从计量学和临床证据显示宫颈癌采用调强放射治疗（IMRT）较三维适形放射治疗（3D-RT）可以减少胃

肠道、妇科及血液学毒性，通过提升放疗剂量改善疾病治疗效果。但不论IMRT或3D-RT均为外放疗模式，直肠和膀胱的剂量限制了外放疗疗效，临床研究50例复发和转移的患者给予3D-RT或IMRT治疗，3D-RT 16例，IMRT 34例，中位随访18.3个月，3年总生存率和局部控制率分别为56.1%和59.7%，但是，2例患者出现3级肠道毒性反应。由于放射性^{125}I粒子物理特性，影像引导组织间植入治疗复发宫颈癌可以保证肿瘤区域的高剂量同时减少对周围正常组织直肠和膀胱的损伤，简便易行。

国外未见放射性^{125}I粒子组织间植入治疗宫颈癌的相关报道。国内刘纯等对15例复发宫颈癌行放射性^{125}I粒子的植入治疗，随访3~6个月无复发且无任何毒副反应。王军业等报道了16例复发宫颈癌行放射性^{125}I粒子组织间植入治疗，匹配周边剂量110~160cGy，临床有效率为62%，6个月、1年、2年生存率分别为70.1%、47.1%、29.4%，中位生存期为12个月，未见放射损伤的并发证。李俊勇等报道15例宫颈癌术后复发患者为研究对象，行CT引导下放射性^{125}I粒子植入术，治疗总有效率为80%。罗开元等报道70例复发宫颈癌患者行放射性^{125}I粒子组织间植入治疗，结果12例ⅡB期宫颈癌患者中CR 7例、PR 4例、NC 1例；白静等采用放射性^{125}I粒子组织间植入联合P53治疗复发的局部晚期宫颈癌，6例患者中5例在随访期内均未出现复发，局部控制率为83%。彭小星等报道60例复发宫颈癌患者分别行CT引导放射性^{125}I粒子植入和常规MVP方案化疗，结果粒子植入组1、3、5年生存率优于化疗组。

（白 静 王俊杰）

第六节 并 发 症

放射性粒子组织间植入治疗宫颈癌手段安全、微创，很少发生并发症。白静等报道超声引导经阴道粒子植入，安全简单易行，未发现粒子治疗的相关不良反应。李俊勇等采用CT引导下放射性^{125}I粒子组织间植入治疗复发宫颈癌随访期间未发现粒子游走、膀胱-阴道瘘、直肠-阴道瘘、直肠纤维化、肺动脉栓塞、局部出血、感染等并发症发生。

（白 静 王俊杰）

参 考 文 献

1. Vici P, Mariani L, Pizzuti L, et al. Emerging Biological Treatments for Uterine Cervical Carcinoma, J Cancer, 2014, 5:86-97.
2. Zółciak-Siwińska A, Jońska-Gmyrek J, Socha J. Recurrent cervical cancer—therapeutic options. Ginekol Pol, 2012, 83:527-531.
3. Qiu JT, Abdullah NA, Chou HH, et al. Outcomes and prognosis of patients with recurrent cervical cancer after radical hysterectomy. Gynecol Oncol, 2012:14.
4. Sobhan F, Sobhan F, Sobhan A. Recurrence of cancer cervix in patients treated by radical hysterectomy followed

by adjuvant external beam radiotherapy. Bangladesh Med Res Counc Bull, 2010, 36:52-56.

5. Kitagawa R, Katsumata N, Ando M, et al. A multi-institutional phase II trial of paclitaxel and carboplatin in the treatment of advanced or recurrent cervical cancer. Gynecol Oncol, 2012, 125:307-311.
6. Downs LS Jr, Chura JC, Argenta PA. Ifosfamide, paclitaxel, and carboplatin, a novel triplet regimen for advanced, recurrent, or persistent carcinoma of the cervix: a phase II trial. Gynecol Oncol, 2011, 120:265-269.
7. Segovia-Mendoza M, Jurado R, Mir R, et al. Antihormonal agents as a strategy to improve the effect of chemo-radiation in cervical cancer: in vitro and in vivo study. BMC Cancer, 2015, 15:21.
8. Hymel R, Jones GC, Simone CB. Whole pelvic intensity-modulated radiotherapy for gynecological malignancies: A review of the literature. Crit Rev Oncol Hematol, 2015, 1:21-22.
9. Liu SP, Huang X, Ke GH, et al. 3D Radiation Therapy or Intensity-Modulated Radiotherapy for Recurrent and Metastatic Cervical Cancer: The Shanghai Cancer Hospital Experience, 2012, 7:e40299.
10. 王军业, 韩磊, 孙立军, 等 . 放射性 ^{125}I 粒子组织间植入治疗复发宫颈癌 . 医学影像学杂志, 2013, 23:1265-1267.

第十六章

放射性粒子植入治疗脊柱原发瘤

第一节 概 述

脊柱肿瘤占全身骨肿瘤的6%~10%，其中原发脊柱肿瘤的总体发生率为0.4%。绝大多数良性脊柱肿瘤发生于10~30岁，而30岁以上的患者恶性的可能则更大。良性肿瘤多累及后方结构，而恶性肿瘤多累及椎体。原发脊柱恶性肿瘤仅占每年新增恶性骨肿瘤的10%。

脊柱肿瘤的影像学检查在诊断中占重要地位，不仅能够显示骨肿瘤的部位、大小、邻近骨骼和软组织的改变，对多数病例还能判断其良恶性、原发还是继发。X线、CT、MRI、骨扫描和PET-CT是诊断和评估脊柱肿瘤的重要手段。CT在多数情况下能够显示病变范围和骨质破坏情况，但是椎管内的病变范围显示欠佳。MRI则对于前者成像的不足做出了很好的补充。骨扫描和全身PET-CT对于排除多发性转移起到很大的作用。对于诊断困难的病例常需要穿刺活检获得病理学诊断，传统的切开活检方式逐渐被经皮穿刺活检方式取代，穿刺活检准确率可达80%~98%。总之，正确的诊断有赖于临床、影像学表现和实验室检查的综合分析，最后还需要同病理学检查结合才能确定。

（柳 晨 王俊杰）

第二节 脊柱原发肿瘤的治疗原则

目前主要的治疗手段为手术切除、放射治疗、化学治疗。因脊柱原发肿瘤种类较多，每一种都有其特殊的治疗原则，故结合国内外指南，将常见脊柱原发肿瘤的治疗方式简介如下。

一、骨母细胞瘤

治疗一般包括手术彻底切除和放疗。手术彻底切除能够达到很好的局部控制，复发率在10%左右。放疗常有争议，但已成功用于非彻底切除和复发的病例。

二、骨软骨瘤

持续性疼痛或造成神经压迫的病变可手术切除。儿童的复发率很低，如果软骨帽切除彻底，成人的复发率也可忽略不计。多发遗传性外生骨疣的恶变风险高达25%~30%；而孤立病灶的恶变风险仅为1%。

三、神经纤维瘤

应整块切除有症状的病变及受累的不重要的结构。否则应行显微手术以保留未受累的神经束。20%的病变会发生恶变。应积极治疗并发的脊柱侧弯，否则会急剧进展。

四、骨巨细胞瘤

成功的手术治疗有赖于彻底的肿瘤切除。辅助治疗包括病灶内液氮、酒精和异丁烯酸甲酯治疗。放疗可用于难以手术切除的病例，但有15%恶变的风险。3%的患者可发生肺转移。

五、嗜酸性肉芽肿

因为绝大多数病变为自限性，受累椎体能几乎完全重建（72%~97%），所以制动和观察就足够了。手术的适应证包括持续的疼痛和不稳定。对有神经症状的患者可行低剂量的放疗。

六、血管瘤

大多数患者不需要治疗。只有即将或已经出现病理骨折、神经损害，和（或）持续疼痛时才需要手术切除及重建。仅有疼痛而无其他手术适应证的患者可行血管栓塞和（或）放疗。

七、多发性骨髓瘤

多发性骨髓瘤是对放疗极其敏感的肿瘤，所以，放疗和药物镇痛是脊柱病变的主要治疗方式。化疗是系统治疗方法。即将或已经发生神经损害的患者，即将或已经发生病理骨折的患者如果存在结构性的不稳定，放疗后不稳定可能持续存在，或者放疗后依然顽固性疼痛的患者，都可以考虑手术治疗。

八、骨肉瘤

切除的原则与肌肉骨骼肿瘤外科原则一致。由病理医生确定的肿瘤杀灭比例可以定量地反映肿瘤对新辅助化疗的反应。手术切除的肿瘤组织学标本将决定术后的化疗方案。如果肿瘤杀灭的比例足够，可行4个周期的术前化疗方案。如果肿瘤杀灭的比例不够，则需要改用二线药物化疗。

九、尤因肉瘤

化疗和放疗对尤因肉瘤有效，而且是主要的治疗方法。如果已经出现或即将发生脊柱不稳定或神经功能损伤，则需要手术治疗。如果可能，手术最好安排在一个周期的化疗之后，这样可以使肿瘤缩小便于切除。如果肿瘤切除边界为阳性，则建议术后放疗。

十、软骨肉瘤

化疗和放疗通常对软骨肉瘤不敏感，因此手术是主要的治疗方式，治疗结果取决于切除的边界。整块切除和重建的原则与前面的骨肉瘤相似。

十一、脊索瘤

脊索瘤对放疗和化疗有高度的抵抗性。患者的生存率与切除边界的质量直接相关。骶尾部脊索瘤的预后较好，可平均生存 8~10 年，而其他部位的脊索瘤生存时间为 4~5 年。肿瘤可以转移到肝、肺、局部淋巴结、腹膜、皮肤和心脏。

其他已证明有效的治疗手段，如椎体成形术、放射性粒子植入术、热消融术（射频消融、微波消融）、冷冻消融术、放射性核素治疗等，也在逐渐规范使用的基础上应用于脊柱原发肿瘤的治疗。

（柳 晨 王俊杰）

第三节 脊柱原发肿瘤放射性粒子治疗适应证和禁忌证

脊柱原发肿瘤放射性粒子治疗适应证如下：

1. 肿瘤累及周围重要器官或手术无法彻底切除者。
2. 术后复发者。
3. 手术切除后有局部残留病灶者。
4. 外放疗后有局部残留病灶者或放疗失败者。
5. 原发肿瘤为孤立病灶或寡病灶，患者拒绝外科手术或身体条件不宜行外科手术切除者。

（柳 晨 王俊杰）

第四节 脊柱原发肿瘤放射性粒子治疗技术

一、治疗剂量

1. 根据病灶部位和病灶范围确定处方剂量，未经放射治疗者肿瘤靶区剂量 D90 为 ^{125}I 粒子 120~160Gy，放射治疗后复发者为 ^{125}I 粒子 110~120Gy，椎体治疗者脊髓受照剂量小于 60Gy。

2. 经粒子植入治疗计划系统（TPS）计算每个病灶所需的粒子活度及数量，规划空间分布，不同部位和范围病灶所需的剂量会有显著差别。所以，不同部位的原发性肿瘤的处理需要个性化处理。

3. 推荐使用粒子活度　椎体及椎旁每颗 ^{125}I 粒子活度为 0.5~0.8mCi，椎管及椎间孔每颗 ^{125}I 粒子活度为 0.4~0.5mCi。

二、治疗规范

1. 术前评估　包括原发病的确诊，相关影像学检查，包括 CT、MR、ECT、PET-CT 等，以了解病变的大小、部位及周围情况。

2. 知情同意　放射性粒子组织间治疗前均应签署知情同意书，并进行详细的讲解和指导，取得患者较好的理解和配合。

3. 治疗计划　确定处方剂量，经 TPS 计算治疗所需的放射性粒子的数量及活度、模拟植入、设计粒子分布，以及对敏感器官的保护等。在 CT 引导下进行放射性粒子植入术，术后立即行 CT 扫描以进行剂量验证。

4. 手术过程

（1）体位：不同部位采用适当的体位。胸腰椎通常采用俯卧位，前入路时可采用仰卧位；颈椎采用仰卧位。

（2）麻醉：全麻或穿刺点局部浸润麻醉，或镇静、镇痛 + 穿刺点局部浸润麻醉。

（3）定位：多采用栅栏法体表定位，CT 扫描获取 5mm 层厚图像，根据病变位置和周围组织结构确定穿刺点和进针方向，在皮肤表面画出标记线。

（4）粒子植入：在 CT 引导下进行放射性粒子植入术，根据 CT 扫描图像确定进针点及进针角度，对于骨皮质破坏病理按常规方法植入粒子，对于病灶位于骨内或被骨遮挡的病灶按共轴针法植入放射性粒子。具体操作：按标记点先插入骨活检针突破骨组织建立工作通道，插入粒子引导针，以治疗计划的粒子分布为参考，结合术中情况在 CT 引导下植入粒子。

（5）术后验证：植入完成后行 CT 扫描，了解粒子分布情况，进行术后验证。必要时补种，以保证整个靶区放疗剂量充足且周围正常组织得到保护。

5. 围术期处理　空腹 6 小时，术前 30 分钟常规给予止血及镇痛药，术后给予抗生素治疗 3 天，预防感染。邻近神经根和脊髓病灶治疗后，由于穿刺出血产生的水肿等可加重对神经和脊髓的压迫，使用甾体类激素可减轻症状。

6. 术后随访　包括临床和影像学随访。术后 1 个月和每间隔 2~3 个月复查 CT 和 MR，了解肿瘤控制情况。记录疼痛缓解时间及神经功能改善时间。

（柳　晨　王俊杰）

第五节　临床治疗疗效

Roger 等术中对 24 例患者的 25 个病灶进行 ^{125}I 粒子植入，其中 22 例同时接受外照射治疗，2、3年的局部控制率分别为87.4%、72.9%。朱丽红报道14例转移性复发性骨肿瘤治疗后疼痛完全缓解率达81%。张福君报道治疗22例患者的32个骨肿瘤病灶中，完全缓解4个，部分缓解8个，稳定10个，总缓解率为68.7%。黄学全报道28例患者粒子术后3~7天疼痛缓解，28例116个病灶中，局部控制93个，无变化17个，进展6个，总有效率80.2%。

一般用临床症状的改善和影像学改变进行综合疗效评价。

1. 临床症状评价　临床评价主要为疼痛缓解评价，详细记录术前和术后随访情况（术后2个月），按主诉疼痛法（VAS）评估疼痛的变化情况。评估标准：0级为无痛；Ⅰ级为轻度疼痛，可忍受，日常生活不受干扰；Ⅱ级为中度疼痛，明显，需服用镇痛药；Ⅲ级为重度疼痛，不能忍受，经常服用镇痛药，影响睡眠，可伴自主神经紊乱或被动体位。疼痛评价镇痛药疗效判断标准：①显效：疼痛消失或分级标准下降两级者；②有效：疼痛分级标准下降一级者；③无效：疼痛分级标准无下降或上升者。

2. 影像学评价　对于粒子植入效果评价主要依靠影像学检查。用CT、MR、ECT、PET-CT等影像学手段进行手术前后对比，研究病灶的大小、形态及密度/信号的改变。术前收集相应影像学资料，术后1、3个月以及以后每3个月进行复查。由于放射治疗后，通常出现照射区域骨反应性增生，因此ECT可能不能准确评价治疗效果。CT、MR随访更为可靠，必要时采用PET-CT评估。骨组织在肿瘤破坏后需要很长时间才能实现重新骨化，其在治疗后临床疗效的评价不同于其他软组织实体肿瘤，不能以治疗前后病灶相互垂直的最大直径的乘积作为指标进行直接比较。考虑到骨内肿瘤的特殊性，推荐疗效评价标准为：①局部控制（LC）：病灶不再扩大，边缘硬化；②无变化（NC）：病灶未见明显扩大；③进展（PD）：病灶进一步扩大，骨质破坏明显加重。

（柳　晨　王俊杰）

第六节　并　发　症

一、并发症

包括全身性副反应和局部副反应。

1. 全身性副反应　放射性粒子治疗通常不引起全身性并发症的发生。

2. 局部副反应　局部的高剂量可以造成放射性骨坏死及放射性神经炎、脊髓炎，目前尚无此方面的报道。

二、注意事项

1. 脊柱肿瘤的粒子植入术需要借助CT引导下实施。

2. 原发性脊柱肿瘤粒子植入治疗的边界为肿瘤影像学边界外放0.5~1cm。

3. 对既往有外照射治疗史者应慎重。

4. 对病灶边界不清者，建议粒子植入后加外照射。

5. 与脊髓保持适当距离,以避免损伤,通常距离脊髓应大于 1cm。

6. 肿瘤侵及皮肤形成溃疡、侵及脊髓和大血管时应慎重。

7. 术后要即刻进行质量验证。

(柳 晨 王俊杰)

参考文献

1. 张九权,黄学全,张璟,等. CT 导向下 ^{125}I 粒子植入治疗多发骨转移瘤. 中华医学杂志,2008,88:2739-2742.
2. Ferrari S,Palmerini E. Adjuvant and neoadjuvant combination chemotherapy for osteogenicsarcoma. CurrOpinOncol,2007,19:341-346.
3. Jhaveri P,Teh BS,Bloch C,et al. Stereotactic body radiotherapy in the management of painful bone metastases. Oncology(Williston Park),2008,22:782-788,discussion 788-789,796-797.
4. Hillegonds DJ,Franklin S,SheltonDK,et al. The management of painful bone metastases with an emphasis on radionuclide therapy. J Natl Med Assoc,2007,99:785-794.
5. 张福君,吴沛宏,卢鸣剑,等. 125I 粒子组织间置入治疗骨转移瘤. 中华放射学杂志,2007,41:76-78.
6. Wang JJ,Yuan HS,Ma QJ,et al. Interstitial 125I seeds implantation to treat spinal metastatic and primary paraspinalmalignancies. Med Oncol,2010,27:319-326.
7. 朱丽红,王俊杰,袁惠书,等. 转移及复发骨肿瘤的放射性粒子治疗. 中华放射肿瘤学杂志,2006,15:407-410.
8. 刘晓光,袁慧书,刘忠军,等. 放射性粒子置入近距离照射治疗脊柱肿瘤. 中国脊柱脊髓杂志,2007,17:346-349.
9. 王皓,王俊杰,袁慧书,等. 放射性 125I 粒子植入治疗椎体及椎旁肿瘤. 现代肿瘤医学,2010,18:146-148.
10. 柳晨,王俊杰,孟娜,等. CT引导下放射性 ^{125}I粒子置入治疗脊柱转移性肿瘤的价值. 中国脊柱脊髓杂志,2011,21:226-229.

第十七章

放射性粒子植入治疗骨转移瘤

第一节 概　　述

中晚期肿瘤患者常伴有远处脏器的转移，骨骼是最为常见的转移部位。据统计骨转移的平均发生率为15%~20%，仅次于肺和肝脏，居转移部位的第3位。骨转移性肿瘤往往导致骨相关事件（skeletal related events，SREs）的发生，SREs的定义是：病理性骨折、脊髓压迫、因缓解骨痛或预防病理性骨折或脊髓压迫而进行骨放射治疗、骨外科手术，骨转移瘤主要症状包括疼痛、高钙血症、病理性骨折、脊柱不稳和脊髓神经根压迫症状以及骨髓抑制。

（黄学全　何　闯）

第二节 骨转移瘤治疗原则

美国放射治疗及肿瘤学会（ASTRO，2011）骨转移姑息性放疗指南：放射治疗具有迅速止痛、副作用轻微的优点，因而成为骨转移瘤最有效的治疗方法。欧洲肿瘤内科学会（ESMO，2014）制定肿瘤患者骨健康临床实践指南：关于骨转移的治疗，包含全身治疗、放疗、骨外科、放射科及姑息支持治疗的多学科管理可有效治疗骨转移疾病（Ⅴ类证据，B级推荐）；放疗是局部骨痛的姑息性治疗选择（Ⅱ类证据，B级推荐）；单次与多次分割放疗对缓解骨痛同等有效（Ⅰ类证据，A级推荐）。中国肺癌骨转移诊疗专家共识（2014版）指出：体外放射治疗是肺癌骨转移姑息性放疗的首选方法，对经化疗和双膦酸盐治疗后仍无法缓解的顽固性疼痛、椎体不稳、即将发生病理性骨折和脊髓压迫症的患者（对于已有明显脊髓压迫可先请神经外科确定有无手术指征），局部放疗可迅速有效地缓解骨破坏和软组织病变导致的疼痛。放射性^{125}I粒子植入治疗属于放疗的一种，业已证明其对实体肿瘤的疗效，可作为骨转移治疗的选择方案之一。

（黄学全　何　闯）

第三节　骨转移瘤放射性粒子治疗适应证和禁忌证

转移性骨肿瘤的传统放射治疗常受到外照射分次量和邻近危及器官耐受剂量限制，从而达不到骨转移癌的根治性照射剂量，这亦是外照射不足之处。^{125}I 放射性粒子是低能量放射性核素，可释放软 γ 线，治疗靶区外照射剂量迅速衰减，^{125}I 放射性粒子治疗肿瘤可以提高靶区局部与正常组织剂量分配比，提高疗效和增加邻近脊髓病变治疗的安全性。因此针对骨转移癌的部位和邻近器官情况，选择合适粒子活度，可以大大提高靶区的治疗剂量，故对患者选择无绝对禁忌证。

适应证：①孤立转移不能手术或不愿手术治疗者和放疗者；②有多个部位的寡转移者；③多发转移者的关键部位，局部需要缓解症状的治疗，预防截瘫等；④无法实施外放疗者；⑤不能耐受外放射治疗或外放射治疗后复发者；⑥主观要求行 ^{125}I 粒子植入治疗者。

（黄学全　何　闯）

第四节　骨转移瘤放射性粒子治疗技术

一、放射性粒子治疗剂量

包括活度、剂量参数。根据病灶部位和病灶范围确定处方剂量，未经放射治疗者肿瘤周边匹配剂量为 ^{125}I 粒子 120~160Gy，放射治疗复发者为 ^{125}I 粒子 100~120Gy，椎体治疗者全脊髓受照剂量小于 60Gy 为宜。经放射性粒子植入治疗计划系统（treatment plan system，TPS）计算每个病灶所需的粒子活度及数量，规划空间分布，不同部位和范围病灶所需的总活度会有显著的差别，所以，在不同部位的骨转移瘤的处理需要个性化处理。推荐使用粒子活度：椎体及椎旁 ^{125}I 0.5~0.8mCi/ 粒，椎管及椎间孔 ^{125}I 0.4~0.5mCi/ 粒。

二、粒子治疗规范

1. 术前评估　术前评估包括原发病的确诊、骨转移病变的影像学检查。影像学检查包括 X 线、CT、MRI、PET-CT 和 ECT 等，以了解病变的大小、部位及周围情况。

2. 知情同意　放射性粒子组织间治疗前均签署知情同意书，说明可能的受益和风险，并进行详细的讲解和指导，取得较好的检查配合，并告知粒子相关防护知识。

3. 治疗计划　确定处方剂量，经治疗计划系统（treatment plan system，TPS）计算治疗所需的放射性粒子数量及活度，模拟植入，设计粒子分布，以及对敏感器官的保护等。要求 D90 覆盖 100% 靶区，90% 以上靶区接受剂量大于 100%，D200 剂量区小于 50% 靶区。在 CT 及 CT 透视引导、MRI 引导下进行放射性粒子植入术，推荐术中进行放射剂量分布验证。

4. 手术过程

（1）体位：不同的部位采用适当的体位。胸腰椎通常采用俯卧位，需前入路时可采用仰卧位，颈椎采用仰卧位。四肢和骨盆、头颅体位根据病变位置和穿刺方向选择合适体位。

（2）麻醉：全麻或穿刺点局部浸润麻醉，或镇静、镇痛 + 穿刺点局部浸润麻醉。

（3）定位：多采用栅栏法体表定位，CT 扫描获取 5mm 或 3mm 层厚图像，根据病变位置和周围组织结构确定穿刺点和进针方向，在皮肤表面画出标记线。

（4）粒子植入：在 CT、CT 透视、MRI 等引导下进行放射性粒子植入术，根据 CT、MRI 扫描图像确定进针点及进针角度，对于骨皮质破坏病例按常规方法植入粒子，对病灶位于骨内或被骨遮挡的病灶按共轴针法植入放射性粒子。具体操作：按标记点先插入骨活检针突破骨组织建立工作通道，插入粒子输送针，以治疗计划的粒子分布为参考，结合术中情况在 CT 引导下植入 ^{125}I 粒子。

（5）术中、术后验证：植入粒子后，行 CT 扫描，了解粒子分布情况，进行术中、术后验证。必要时补种，以保证整个靶区放疗剂量充足和周围正常组织得到保护。

（6）围术期处理：全麻者需空腹 6 小时，术前 30 分钟常规给予止血及镇痛药。术后通常不需使用抗生素，对有感染风险者酌情给予抗生素治疗 3 天，预防感染。邻近神经根和脊髓病灶治疗后，镇痛药及甾体类激素的使用可减轻由于穿刺出血、水肿等可加重的症状。

（7）术后随访：包括临床和影像学随访。术后 1 个月、3 个月，其后每间隔 3 个月复查 CT、MRI，了解肿瘤改变情况，2 年后每 6 个月复查。记录疼痛缓解时间及神经功能改善时间。

三、注意事项

1. 骨肿瘤粒子植入治疗需要借助 CT、MRI 引导下实施。
2. 转移肿瘤边界以影像学边界为准，松质骨内转移境界不清适度扩大范围。
3. 既往外照射者慎重。对边界不清者，可粒子植入后加外照射。
4. 推荐术后即刻质量验证。
5. 与脊髓距离保持适当距离，以保证安全，通常距离脊髓 1cm 以上。
6. 肿瘤侵及皮肤形成溃疡、侵及脊髓和大血管应谨慎。

（黄学全　何　闯）

第五节　临床治疗疗效

一般采用临床症状的改善和影像学进行综合疗效评价。

一、临床症状评价方法

详细记录术前和术后随访情况（术后 2~3 个月）

1. 疼痛缓解评价（表 17-1）。

表 17-1　VAS 疼痛评分标准

评分	临床表现
0 分	无痛
3 分以下	有轻微的疼痛，能忍受
4~6 分	患者疼痛并影响睡眠，尚能忍受
7~10 分	患者有渐强烈的疼痛，疼痛难忍，影响食欲，影响睡眠

2. 疼痛评价镇痛疗效判断标准（表 17-2）。

表 17-2　疼痛评价止痛疗效判断标准

效果	临床表现
显效	疼痛消失或分级标准下降两级者
有效	疼痛分级标准下降一级者
无效	疼痛分级标准下无下降或上升者

3. 功能状态评分标准（Karnofsky 评分法，KPS）（表 17-3）。

表 17-3　功能状态评分标准（KPS）

临床表现	评分
正常，无症状和体征	100 分
能进行正常活动，有轻微症状和体征	90 分
勉强进行正常活动，有一些症状或体征	80 分
生活能自理，但不能维持正常生活和工作	70 分
生活能大部分自理，但偶尔需要别人帮助	60 分
常需要人照料	50 分
生活不能自理，需要特别照顾和帮助	40 分
生活严重不能自理	30 分
病重，需要住院和积极的支持治疗	20 分
重危，临近死亡	10 分
死亡	0 分

4. 行走功能分级（表 17-4）。

表 17-4 行走功能分级

分级	状态
Ⅰ级	能正常行走
Ⅱ级	不能正常行走但不需要帮助
Ⅲ级	不能正常行走,需要帮助
Ⅳ级	不能行走

张福君等对 22 例不同来源骨转移瘤患者,其中疼痛分级Ⅰ级 1 例,Ⅱ级 10 例,Ⅲ级 11 例,采取粒子永久植入进行治疗,其疼痛患者无效仅 2 例,总有效率达 91%。朱丽红等报道 12 例患者粒子植入术前疼痛,术后疼痛完全缓解率达 82%,镇痛有效率为 92%,其中 10 例患者中 70% 的患者治疗后行走能力改善或恢复正常。而笔者 28 例患者疼痛缓解情况:16 例显效,7 例有效,5 例无效,有效率为 82.1%,术后 3~7 天疼痛缓解。

二、影像学评价

对于粒子植入的效果评价主要依靠影像学检查。用 CT、MRI、ECT 等影像手段进行手术前后对比,研究病灶的大小、形态及信号 / 密度,术前收集相应影像资料,术后 1、3 个月以及以后按计划复查。由于放射治疗后,常常出现照射区域骨反应性增生硬化等成骨变化,骨扫描表现为核素浓聚,因此 ECT 可能不能准确评价治疗效果。CT、MRI 随访更为可靠,必要时 PET/CT 评估。骨组织在肿瘤破坏后多不能自我有效重建,仅有少数可在破坏区不规则填充。因此,其在治疗后临床疗效的评价也不同于其他软组织实体肿瘤,不能以治疗前后的转移灶相互垂直的最大直径乘积作为指标进行直接比较。具体说来,先前的疗效评价标准:①完全缓解(CR):肿瘤完全消失,影像学检查不能显示肿瘤或仅有条索状影像及粒子的金属影;②部分缓解(PR):肿瘤缩小,乘积比治疗前减少≥50%;③无变化(NC):乘积比治疗前减少 <50% 或增大 <25%;④进展(PD):乘积比治疗前增大≥25% 或出现新病灶,应用于转移性骨肿瘤的评价并不完全合适。因此,考虑到骨内肿瘤的特殊性,需要对其疗效评价标准进行必要的修改:①局部控制(LC):病灶不再扩大,边缘硬化。②无变化(NC):病灶未见明显扩大。③进展(PD):病灶进一步扩大,骨质破坏更加明显。张福君等报道 32 个骨转移灶中,完全缓解(CR)4 个、部分缓解(PR)18 个、稳定(NC)10 个,总缓解率为 68.7%。笔者整理资料发现,28 例 116 个病灶中局部控制(LC)93 部位,无变化(NC)17 部位,进展(PD)6 部位,总有效率 80.2%。

(黄学全 何 闯)

第六节 并 发 症

包括全身并发症和局部并发症。全身性并发症:放射性粒子治疗通常不引起白细胞及血小板计数下降以及肝、肾功能损伤，多部位且植入粒子较多时可能出现数月白细胞减少。局部并发症：植入部位发生发症包括放射性骨坏死、放射性脊髓炎、骨折不愈合等。当侵及神经根肿瘤使用较高活度或高剂量的放射性粒子植入数月后可导致患者由癌性疼痛转换成放射性神经根损伤性疼痛，甚至神经完全毁损、截瘫。

（黄学全　何　闯）

参考文献

1. Lutz S, Berk L, Chang E, et al. Palliative radiotherapy for bone metastases: an ASTRO evidence-based guideline. Int J Radiat Oncol Biol Phys, 2011. 79: 965-976.
2. Coleman R, Body JJ, Aapro M, et al. Bone health in cancer patients: ESMO Clinical Practice Guidelines. Ann Onco, 2014, 25 Suppl 3: iii124-37:.
3. 孙燕，管忠震，廖美林，等．肺癌骨转移诊疗专家共识（2014 版）．中国肺癌杂志，2014，17：57-72.
4. Ell B, Kang Y. SnapShot: Bone Metastasis. Cell, 2012, 151: 690-690, e691.
5. Hagiwara M, Delea TE, Chung K. Healthcare costs associated with skeletal-related events in breast cancer patients with bone metastases. J Med Econ, 2014, 17: 223-230.
6. D'Antonio C, Passaro A, Gori B, et al. Bone and brain metastasis in lung cancer: recent advances in therapeutic strategies. Ther Adv Med Oncol, 2014, 6: 101-114.
7. 黄学全，蔡萍，张琳，等．CT 引导下 ^{125}I 籽源植入近距离放射治疗多发性椎体转移癌．介入放射学杂志，2007，16：834-837.
8. 朱丽红，王俊杰，袁惠书，等．转移及复发性骨肿瘤的放射性 ^{125}I 粒子植入治疗初探．中华放射肿瘤学杂志，2006，15：407-410.
9. 张久权，黄学全，张璟，等．CT 导向下 ^{125}I 粒子植入治疗多发骨转移瘤．中华医学杂志，2008，88：2739-2742.
10. 张福君，吴沛宏，卢鸣剑，等．^{125}I 粒子组织间置入治疗骨转移瘤．中华放射学杂志，2007，41：76-78.

第十八章

放射性粒子植入治疗软组织肿瘤

第一节　概　　述

软组织肉瘤发病率低，仅占成人全部恶性肿瘤的 1%，占 20 岁以下群体恶性肿瘤的 7%，占儿童恶性肿瘤的 15%，平均年龄 50~55 岁，男女发病比例为 1.4 : 1。软组织肉瘤可发生于机体几乎所有的解剖部位，分为内脏软组织肉瘤（源于胃肠和泌尿生殖器官等）和非内脏软组织肉瘤（源于头颈、躯干和四肢的肌肉、筋腱、脂肪、胸膜、滑膜和结缔组织等），约 60% 位于四肢，19% 位于躯干，15% 位于腹膜后区或腹腔，9% 位于头颈部。软组织肉瘤临床表现常与部位有关。四肢及躯干多表现为数周或数月的渐进增大的无痛性肿块，主要沿肌腔隙的纵向扩展，最终侵袭相邻的肌肉、神经、血管、骨和皮肤，出现疼痛、局部性无力症、感觉异常、水肿和其他神经血管压迫征，约 10% 有皮肤的浸润。发生于头颈部的肉瘤在早期就能出现邻近结构受侵的症状。软组织肉瘤不常发生邻近引流区淋巴结受侵，一旦发生提示预后差。血行转移是常见的转移途径，肺是最常发生转移的部位，腹膜后或腹腔脏器的肉瘤更常见转移至肝及腹膜。一般肢体软组织肉瘤相对于其他部位有较好的局部控制率和无病生存率，而肢体软组织肉瘤中，预后则以上肢优于下肢，近端优于远端。肿瘤部位较深和体积较大均为关系生存的重要不利预后因素。

软组织肉瘤的组织学类型应用最广泛的依然是基于组织发生来源的 WHO 颁布的软组织肉瘤分类系统，目前已经明确的亚型有 50 多种，最常见的类型依次为多形性肉瘤（也称恶性纤维组织细胞瘤，malignant fibrous histiotoma，MFH）、胃肠道间质瘤（gastrointestinal stromal tumor，GIST）、脂肪肉瘤、平滑肌肉瘤、滑膜肉瘤（synovial sarcoma，SS）和恶性神经鞘瘤（malignant peripheral nerve sheath tumor，MPNST）。一般儿童最常见为横纹肌肉瘤，年轻人中以滑膜肉瘤为常见，老年人以脂肪肉瘤和 MFH 为常见。腹膜后软组织肉瘤常见脂肪肉瘤，其次为平滑肌肉瘤。脂肪肉瘤的局部控制优于 MFH，滑膜肉瘤的效果居于两者之间。此外，上皮样肉瘤、透明细胞肉瘤、血管肉瘤、ERMS 和未分化的肉瘤，常表现有较高的引流区淋巴结转移概率，对于预示临床进程和决定治疗策略有重要意义，应予以重视。在临床资料的多因素分析中，组织学的分化程度（分级）被一致认为是判断远位转移相对危险度和肿瘤相关死亡的最重要预后因素。

目前，常用的两种分级系统为1984年美国国家癌症研究所(National Cancer Institute，NCI)和法国国家癌症中心(French Federation of Cancer Centers Sarcoma Group，FNCLCC)所制定的分级标准。NCI软组织肉瘤分级系统主要基于细胞型或亚型、发生部位和肿瘤坏死程度，一定情况下也依据细胞构成、核的多形性和核分裂象的多少来确定分级，分为3级。FNCLCC系统则根据对肿瘤分化程度、核分裂比率和肿瘤的坏死程度分别记分的累积来进行分级，2~3分为G1；4~5分为G2；6~8分为G3。目前软组织肿瘤的临床分期仍推荐使用AJCC分期系统(表18-1)。

表18-1 软组织肉瘤分期(AJCC 2010第7版)

T	原发肿瘤			
	T_X	原发肿瘤无法评价		
	T_0	无原发肿瘤证据		
	T_1	肿瘤最大径≤5cm		
	T_{1a}	表浅肿瘤		
	T_{1b}	深部肿瘤		
	T_2	肿瘤最大径 >5cm		
	T_{2a}	表浅肿瘤		
	T_{2b}	深部肿瘤		
N	区域淋巴结			
	N_X	区域淋巴结无法评价		
	N_0	无区域淋巴结转移		
	N_1	区域淋巴结转移		
M	远处转移			
	M_0	无远处转移		
	M_1	有远处转移		
G	病理分级			
	G_X	病理分级无法评价		
	G_1	1级		
	G_2	2级		
	G_3	3级		
解剖分期/预后分组				
ⅠA	T_{1a}	$G_{1\sim2}$	M_0	G_1/G_X
	T_{1b}	N_0	M_0	G_1/G_X

续表

ⅠB	T_{2a}	N_0	M_0	G_1/G_X
	T_{2b}	N_0	M_0	G_1/G_X
ⅡA	T_{1a}	N_0	M_0	G_2/G_3
	T_{1b}	N_0	M_0	G_2/G_3
ⅡB	T_{2a}	N_0	M_0	G_2
	T_{2b}	N_0	M_0	G_2
Ⅲ	T_{2a}/T_{2b}	N_0	M_0	G_3
	任何 T	N_1	M_0	任何 G
Ⅳ	任何 T	任何 N	M_1	任何 G

* 肿瘤的大小也是重要的预后因素，a 为发生于筋膜之外尚未侵犯筋膜的表浅肿瘤；b 为病变位于浅筋膜之下，或已侵犯或穿透筋膜的深部肿瘤。

* 由于全部软组织肉瘤患者发生淋巴结受侵的概率仅为 2%~3%，所以多数患者无需常规实施区域淋巴结清扫术，分期可为 N0。

* 发生于纵隔、腹膜后和盆腔的软组织肉瘤应归属为深部肿瘤。

* 此分期系统可适用于各种软组织肉瘤，常见的组织型不少于 30 种，但不适用于胃肠道的软组织肉瘤、皮肤隆突型纤维肉瘤和硬纤维瘤。

（林　蕾　王俊杰）

第二节　软组织肿瘤治疗原则

1. 手术切除是Ⅰ期软组织肉瘤的主要治疗方式。手术切缘 >1cm 或包膜完整，术后定期随访；手术切缘≤1cm，术后应辅助放疗。

2. 可手术切除，且对肢体功能的影响是可接受的Ⅱ~Ⅲ期软组织肉瘤选择以下 4 种方式：①手术 + 术后放疗 ± 化疗，随访；②术前放疗 + 手术 + 术后辅助化疗；③术前化疗 + 手术 + 术后放疗 ± 化疗；④术前放化疗 + 手术 + 术后放疗 ± 化疗。可手术切除，但手术有可能会对器官功能造成损伤者，可采用术前放疗 + 手术，术后根据情况决定是否化疗；或术前化疗 + 手术 + 术后放疗 ± 化疗。术前治疗后肿瘤仍不可切除，可进行根治性放疗，总剂量为 70~80Gy。根治性放疗后，如果肿瘤得以控制，且患者没有症状，可以继续观察；如果有明显症状，则直接进行姑息性治疗（化疗、放疗、姑息手术及支持治疗）。

3. 根据 NCCN 指南，Ⅳ期病变推荐单药（多柔比星、异环磷酰胺或达卡巴嗪）或蒽环类为基础的联合化疗[多柔比星或表柔比星联合异环磷酰胺和（或）达卡巴嗪]。对于异环磷酰胺加表柔比星化疗失败或不能耐受的子宫平滑肌肉瘤患者，吉西他滨联合多西他赛具有很好的疗效。欧洲指南推荐肢体热灌注化疗（Isolated limb perfusion，ILP）可用于不可切除中 - 高级别四肢软组织肉瘤的保肢治疗。

4. 如果仅为单个器官转移、转移病灶较局限或区域淋巴结转移，原发病灶按照Ⅱ~Ⅲ期肿瘤进行处理，同时进行区域淋巴结清扫 ± 放疗或转移病灶切除 ± 放化疗。进行转移灶切除时，需要考虑以下因素：从诊断原发病灶至发现转移病灶的无病间隔时间，患者的一般状况和既往的治疗情况。另外，还可以采用射频消融或栓塞治疗来控制转移病灶。

5. 对于弥散转移的患者，有症状和无症状者的治疗原则不同。无症状者，可定期观察，尤其是无病生存时间很长或转移瘤体积很小时，也可进行姑息性治疗（放化疗或姑息性手术），治疗的效果取决于肿瘤的生长速度和患者的全身状况。对于有症状者，推荐进行立体定向放射治疗、消融治疗（射频消融、冷冻消融）或栓塞治疗。

6. 复发性软组织肉瘤的处理根据具体临床情况而定。一般而言，局部复发的处理原则与原发病灶的处理原则相同；转移复发、弥散转移和单个器官局限转移的治疗方式同Ⅳ期肿瘤的治疗。

7. 近距离治疗，包括高剂量率（high-dose-rate，HDR）、低剂量率（low-dose-rate，LDR）及脉冲剂量率（pulsed-dose-rate，PDR），可单独或联合其他治疗方式用于软组织肉瘤的治疗。保肢手术联合近距离治疗能够提高肿瘤局部控制率已经得到证实。45~50Gy 的低剂量率照射能降低肿瘤的复发风险，且不会影响伤口愈合。对于切缘阴性者，推荐采用 45Gy 的低剂量率照射；对于切缘阳性者，外照射后可追加 16~20Gy 的低剂量率或高剂量率照射。

8. 手术切除（肉眼切缘阴性）是腹膜后软组织肉瘤的标准治疗，可获得临床治愈。术后切缘状态是影响长期无病生存的最重要因素。但是，由于腹膜后肉瘤很难达到阴性切缘且局部复发率高，所以通常采用术前辅助放疗 / 化疗 + 手术 ± 术中放疗（Intraoperative radiotherapy，IORT）。不可切除腹膜后及腹腔内软组织肉瘤，可先通过放化疗降低肿瘤分期，然后再进行手术切除。无症状者可密切观察，选择控制症状的姑息手术和支持治疗。对于Ⅳ期肿瘤，只要转移病灶可切除，均应该考虑手术切除。

（林　蕾　王俊杰）

第三节　软组织肿瘤放射性粒子治疗适应证和禁忌证

一、适应证

1. 肿瘤局部晚期无法手术或不愿接受手术者；肿瘤直径≤7cm。
2. 术中肉眼或镜下残留。
3. 术后复发无法再次手术者。
4. 放疗后复发。
5. 转移性肿瘤或术后残留转移灶已失去手术机会者。
6. 局部进展期肿瘤与手术 / 外照射联合进行局部补量。
7. 局部进展期肿瘤难以控制，或已有远位转移但局部症状较重者，为达到姑息性治疗的目的，也可行放射性粒子植入治疗。

二、禁忌证

1. 一般情况差、恶病质或不能耐受放射性粒子植入治疗者。

2. 肿瘤局部存在活动性出血、并发严重感染、大范围溃疡、坏死者。

3. 皮肤淋巴水肿者。

4. 估计患者预期寿命不超过6个月者。

（林　蕾　王俊杰）

第四节　软组织肿瘤放射性粒子治疗技术

一、靶区范围

靶区范围取决于病灶的大小、病理分级、解剖结构、邻近危及器官，以及既往是否接受手术、放疗等因素。美国近距离治疗协会（American Brachytherapy Society，ABS）推荐纵向外扩1~2cm，横轴向外扩2cm。

二、放射性粒子推荐剂量

1. 推荐活度　每颗^{125}I粒子为0.7~0.8mCi。

2. 靶区剂量　D90：120~160Gy，放疗后复发者：110~140Gy。

D90≥100%处方剂量，且<120%处方剂量；V100≥95%；最小周缘剂量（minimum peripheral dose，mPD）、V150、V100、D90评价处方剂量覆盖靶区情况，V150、V200评价靶区剂量分布的均匀性。

3. 危及器官（organs at risk，OARs）　D0.1cc；D1cc；D2cc。皮肤剂量应≤70%处方剂量。

三、放射性粒子植入技术

1. 术前准备

（1）完善患者术前检查，将患者术前CT或MR图像传入粒子治疗计划系统进行术前模拟计划，确定靶区范围、邻近危及器官、植入方式、计算所需放射性粒子的活度及数目。

（2）患者手术当天禁食，禁水4~6小时，可根据情况适当静脉营养支持。

2. 放射性粒子植入技术

（1）体位固定：根据患者具体病变部位，选择合适体位，采用真空袋联合肢体固定器进行体位固定。

（2）获取图像：进行增强扫描，再次确定靶区范围、周围重要危及器官、大血管及神经的位置，确定进针路径。

（3）体表标记：根据进针路径，在患者体表描记进针点。

（4）插植粒子针、植入粒子：常规消毒铺巾、局部麻醉后（若需要腰麻时，应先进行腰麻，再进行体位固定），逐根插植粒子针，实时扫描调整，直至粒子针到达理想位置后，再次全靶区扫描确定位置无误后，植入放射性粒子。

（5）剂量验证：待放射性粒子植入完毕，再次全靶区扫描，将图像传入粒子计划系统进行剂量验证、复核植入放射性粒子的数目及剂量分布。同时，观察患者穿刺局部有无出血、渗液等并发症。

3. 术中放射性粒子植入技术

（1）明胶海绵块植入法：先将放射性粒子按照处方剂量间距植入一块与靶面积大小相等的明胶海绵内，然后在表面再覆盖一块明胶海绵，植入靶区并固定。

（2）明胶海绵块 +Vicry1/Dexon 网植入法：先将放射性粒子按处方剂量间距植入海绵块，在表面再覆盖一块明胶海绵，然后用 Vicry1/Dexon 网包裹海绵块，植入靶区后缝合固定。适用于易滑脱的部位。

（林　蕾　王俊杰）

第五节　临床治疗疗效

ABS 报道单独采用 LDR 近距离治疗软组织肉瘤肿瘤局部控制率为 66%~96%，并发症发生率为 10%~12%；LDR 联合外照射治疗局部控制率为 78%~100%，并发症发生率为 2.3%~13.8%。

目前，国内外采用 ^{125}I 粒子植入治疗软组织肉瘤的报道有限。任程等采用局部肿瘤扩大切除术联合 ^{125}I 粒子植入治疗 110 例软组织肉瘤，中位随访时间为 43.7 个月，肿瘤局部控制率和总生存率分别为 74% 和 54%，需要再次手术处理的伤口并发症及神经损伤发生率分别为 4.5% 和 1.8%，证实广泛的局部肿瘤切除术联合 ^{125}I 粒子植入治疗软组织肉瘤疗效确切，并发症发生率低。柳晨等根据术前三维治疗计划，采用 CT 引导放射性 ^{125}I 粒子植入治疗 5 例脊柱软组织肉瘤术后复发患者，平均随访 15.2 个月后，患者局部有效率与 1 年控制率均为 60%，镇痛有效率为 100%，无不良并发症，提示 ^{125}I 放射性粒子植入治疗脊柱软组织肉瘤术后复发病例疗效确切，疼痛缓解满意，临床应用价值高。李金娜等采用放射性 ^{125}I 粒子植入治疗 18 例复发软组织肉瘤患者，3 年肿瘤局部控制率为 78.8%，3 年生存率为 39.4%，中位生存时间 32 个月，无严重不良反应发生。朱丽红等报道 12 例软组织肉瘤在影像引导下植入 ^{125}I 粒子治疗，平均随访 17 个月后，疼痛缓解率达 83%，术后 1 个月临床获益率为 93%，1 年及 2 年局部控制率均为 83%，1 年及 2 年生存率分别为 72.9% 和 62.5%，中位生存时间为 32 个月，12 例中仅 1 例出现粒子植入后皮肤破溃未愈，其余均无明显毒副反应，证实放射性 ^{125}I 粒子植入治疗单独或联合外照射治疗软组织肿瘤，尤其是复发和转移性软组织肿瘤，有效、安全、微创，且操作简单易行。

但是软组织肉瘤靶区范围大、肿瘤侵犯 / 包绕骨、血管、神经等重要脏器，导致放射性粒子不能到达理想位置，而影响肿瘤靶区内的剂量分布，因此需要特殊的专业技能和具有丰富的临床经验。

（林　蕾　王俊杰）

第六节　并　发　症

一、皮肤反应

放射性 ^{125}I 粒子植入治疗表浅软组织肉瘤最常见的并发症是皮肤反应。放射性粒子应距离皮肤至少 1cm 可降低皮肤反应的发生。Ⅱ级以下皮肤反应可给予局部对症治疗，若为Ⅲ级以上皮肤反应需进行外科处理，必要时行皮瓣移植术。

二、血管、神经损伤

一些临床报告显示，由于解剖结构的限制，血管、神经损伤偶有发生。Ⅱ级以下可给予局部对症治疗，有些可在 6~9 个月内缓解；若为Ⅲ级以上应尽早外科处理。放射性粒子与重要的血管、神经间距应≥1cm，可预防此类并发症的发生。

三、粒子移位或栓塞

尽管文献报道放射性粒子植入后粒子移位率为 2%~10.7%，但发生粒子移位后靶区剂量通常不受影响，粒子移位无严重并发症发生，通常不需特殊处理。

（林　蕾　王俊杰）

参 考 文 献

1. NVM M, SB R, MB M, et al. NCCN Guidelines Index Soft Tissue Sarcoma. 2014.
2. AJCC Cancer Staging Manual Soft Tissue Sarcoma. 2010.
3. Holloway CL, Delaney TF, Alektiar KM, et al. American Brachytherapy Society (ABS) consensus statement for sarcoma brachytherapy. Brachytherapy, 2013, 12: 179-190.
4. Anaya DA, Lev DC, Pollock RE. The role of surgical margin status in retroperitoneal sarcoma. J Surg Oncol, 2008, 98: 607-610.
5. Beltrami G, Rudiger HA, Mela MM, et al. Limb salvage surgery in combination with brachytherapy and external beam radiation for high-grade soft tissue sarcomas. Eur J Surg Oncol, 2008, 34: 811-816.
6. Raut CP, Posner M, Desai J, et al. Surgical management of advanced gastrointestinal stromal tumors after treatment with targeted systemic therapy using kinase inhibitors. J Clin Oncol, 2006, 24: 2325-2331.
7. Ren C, Shi R, Min L, et al. Experience of interstitial permanent i (125) brachytherapy for extremity soft tissue sarcomas. Clin Oncol (R Coll Radiol), 2014, 26: 230-235.
8. 柳晨，王俊杰，袁惠书，等. 脊柱软骨肉瘤术后复发 CT 引导下放射性 125I 粒子植入的初步观察. 中国骨肿瘤骨病.2011,6:573-576.
9. Li J,Wang J,Meng N,et al. Image-guided percutaneous(125)I seed implantation as a salvage treatment for recurrent soft tissue sarcomas after surgery and radiotherapy. Cancer Biother Radiopharm,2011,26:113-120.
10. 朱丽红,王俊杰,袁慧书,等.放射性 ^{125}I 粒子组织间植入治疗软组织肿瘤.中国微创外科杂志,2008,3:246-248.

第十九章

美国近距离放射治疗学会推荐放射性粒子近距离治疗前列腺癌标准

第一节　概　　述

前列腺癌是美国和发达国家男性中最常见的恶性肿瘤。据估计，2010年将近218 000人诊断前列腺癌，32 050人死于前列腺癌。目前针对早期前列腺癌常用的治疗手段有：前列腺根治性切除术、外放射治疗（EBRT）、暂时性和永久性近距离治疗、内分泌治疗以及等待观察。经直肠超声（TRUS）引导永久性前列腺近距离放射治疗（PPB）可在门诊操作，患者康复较快，可以很快恢复正常活动。现代PPB采用密封的源^{125}I、插植模板、TRUS引导等已有超过25年的历程。PPB的10~15年生化控制率（PSA）和临床结果均优秀而并发症低。对于低危组前列腺癌PPB已经被认为是标准治疗方式。认可的组织包括国家癌症研究所（NCI）、美国癌症协会（ACS）、美国国立综合癌症网络（NCCN）、美国泌尿外科协会（AUA）、肿瘤放射治疗协会（ROA）。现今已不再认为PPB是试验性或研究性的治疗。PPB的治疗费用已纳入各大医疗保险和健康保险公司报销赔偿范围。

PPB经直肠超声引导和经会阴植入的方法是在临床实践中逐步建立起来的。以前由Nag执笔写的ABS指南出版已有10余年。据估计在这10余年间美国有超过250 000名患者，全世界有500 000名患者接受了近距离放射治疗。RTOG、ACSOG、NCCTG、CLGB等组织完成许多临床试验。近10年来发表的文献超过500篇，内容涉及适应证、技术、治疗策略、剂量计算方法等，为PPB指南提供了实时更新。

PPB是在临床实践中不断发展变化的，本指南目的是帮助从业者更好的治疗患者，而不是刻板地执行流程或者只是按照要求建立法律标准。

本指南分为5个方面：①患者评估；②患者的选择；③禁忌证；④植入后的剂量评估；⑤患者管理。本指南已被接受的方面仍将在临床实践中不断发展、改进，本指南没有给出具体建议的地方，仅提供讨论作为参考。需要强调的是相对禁忌证的定义是指患者可能伴有高风险的并发症，但这种风险可能被过分高估或被其他治疗控制或者减轻。这样的相对禁忌证患者仍可以接受 PPB 治疗。实际上，常有经验丰富的组织发表研究报告认为相对禁忌证的患者可以采用 PPB，在治疗结果上与其他患者并没有明显差异。

（廖安燕　王俊杰）

第二节　临 床 结 果

患者评估初步的工作流程重点包括病史和必要的检查，帮助确定分期和风险分组，决定合适的治疗方案。

1. 病史　内科评估将决定前列腺癌患者是否适合行 PPB。影响患者是否适合 PPB 的病史方面内容如表 19-1 所示。注意这些内容并不是限制条件。

表 19-1　拟行 PPB 的病史需包括的内容

1. 泌尿系病史包括：
（1）既往有经尿道或开放式切除前列腺或其他尿道手术史。
（2）既往有治疗良性前列腺增生的过程，经尿道射频消融或微波治疗。
（3）药物治疗尿道梗阻症状。
（4）勃起功能。
2. 既往癌症史，特别是膀胱癌或直肠癌。
3. 既往盆腔放射治疗史、手术史、外伤史。
4. 炎性肠病。
5. 结缔组织疾病。
6. 对国际前列腺功能症状评分 IPSS 的记录。
7. 对勃起功能的记录，国际勃起功能指数评分参考。

这些包括相关用药、泌尿科情况、手术史和国际前列腺功能症状评分（IPSS）。患者自我评价的 IPSS 调查问卷见美国泌尿协会第 7 版，包括 7 个项目，每项评分 0~5 分。该评分对评价尿路刺激和梗阻症状有较高价值。PPB 后很可能会加重这些症状。泌尿科病史还包括：既往经尿道或开放式手术的记录或其他侵入式前列腺手术或有创操作的记录。用药史，特别是使用 α- 阻断剂或抗凝药物的记录。

行 PPB 之前需要明确：病理活检的 Gleason 评分，治疗前血清 PSA，临床肿瘤分期。还包括建立患者的危险分组和分期，与治疗计划相关的因素。表 19-2 提供了评估流程，包括前列腺的体积大小、患者能否采用截石位、是否适合全麻或腰麻。如果治疗中心有在局麻下行近距离的经验，那么这种方法也可行。

2. 病例选择　拟行 PPB 的患者需要有前列腺活检证实为局限期前列腺癌。非低风险的患者要行转移风险评估。上述提到的最低要求工作流程必须完成。表 19-3a 和表 19-3b 提供了相对禁忌证和绝对禁忌证。

表 19-2 拟行 PPB 最低要求的工作流程

1. 在行 PPB 之前的 12 个月内有病理活检证实为前列腺癌。 其他重要信息包括 Gleason 分级，活检标本中癌细胞的百分比。
2. 治疗前血清 PSA。
3. 直肠指检，临床肿瘤分期，T 分期。
4. 前列腺体积大小，经直肠超声的参考值。
5. 患者截石位耐受情况的评估。
6. 是否适合全麻或腰麻的评估。

（1）绝对禁忌证：在门诊治疗中不能耐受全麻或腰麻，而出现并发症的患者将不建议行 PPB。尽管委员会拒绝给出绝对年龄的上限和下限值，患者仍需要有可接受的一般状况，预期生存期大于 10 年或 10 年以上。

患者有 2、3 个中危或高危因素对评价区域或远处转移非常重要。骨扫描和腹盆腔断层影像学都是必要的。有远处转移的患者不适合行根治性 PPB。如果一般状况好，预期寿命长，肥胖并不是禁忌证。PPB 比其他治疗手段更适合肥胖患者。由于既往腹部会阴手术史而缺少直肠，就不适合行 TRUS 引导（表 19-3）。

表 19-3a TRUS 引导 PPB 的绝对禁忌证

限制性预期生存期
不能接受手术风险
远处转移
无直肠 TURS 引导无法实现。TURP 后较大缺损，不能接受粒子植入和放射治疗剂量分布
共济失调毛细血管扩张症

（2）相对禁忌证：推荐每位患者治疗前记录 IPSS 评分，以便于评价插植治疗后尿道症状。IPSS 评分高的患者，即有尿道刺激或梗阻症状的，插植后出现尿潴留的风险增加。大量研究已证实 IPSS 评分高与 PPB 毒性呈正相关。近期 RTOG 临床实验得到的截断值范围是 15~18 分。细节分析详见 Terk 和 Gutman 的有关 IPSS 评分 <20 分，尿道毒性反应尚可接受。对于 IPSS 评分过高的患者，有必要回顾患者的答案来确定评分是否真实有效。增加尿频相关的内科疾病，如糖尿病，使用利尿剂，都可增加 IPSS 评分，但这与前列腺形态学和尿道梗阻无关。这些患者接受 PPB 后不会出现 PPB 术后毒性反应增加风险。IPSS 评分过高需要考虑的其他因素包括：①前列腺体积大小；②尿动力学研究来评价排空后膀胱残留尿量、排放的尿量、峰流量；③膀胱镜检查以明确有无解剖梗阻，如狭窄、膀胱颈痉挛、前列腺中叶突出梗阻膀胱尿口。研究尿流量以确定患者插植前尿道梗阻的程度和随后发生急性尿潴留的风险。如果最大尿流率 <10ml/s 或残尿量 >100ml，需要小心操作并有患者的知情同意书，但这些因素本身并不是 PPB 的阻碍因素。

既往有盆腔放射治疗史如直肠癌放射治疗，可能会增加插植术后毒性反应风险。然而，选择 PPB 以外的治疗方法也会有很高的并发症风险。既往有盆腔放射治疗史，都要仔细考虑前列腺、直肠、膀胱的剂量和直肠、泌尿生殖的晚期放射治疗毒性反应。膀胱镜和乙状结肠镜评估这类患者很有用。

既往有 TURP 手术史可影响使用 PPB,但它不是绝对禁忌证。因为既往有 TURP 手术史与增加 PPB 技术难度有关。这类患者应经仔细评估。TURP 后缺损较大,不允许粒子遍布整个腺体,这会引起不能接受的照射剂量。TURP 后缺损不清楚可采用充气硅胶填补,在前列腺影像图下看清缺失范围,评价 PPB 的可行性。TURP 后适当推迟 2~4 个月再行 PPB 以利于愈合。

耻骨弓干扰取决于许多因素,如盆腔解剖,前列腺大小,患者摆位和操作技术。当患者前列腺大小 >60ml,耻骨弓干扰是个问题,短期 3~4 个月使用内分泌药物治疗能使前列腺体积缩小 30%。PPB 没有规定前列腺体积的绝对上限值。大体积前列腺(体积 >100ml),操作技术上有挑战,但毒性反应和肿瘤控制结果尚可接受。调整 TRUS 探头方向,使用模板,采取开大的截石位等都是避开耻骨弓干扰的方法。经验少的从业者对大体积前列腺或是盆腔解剖受限的患者避免采用 PPB。既往有盆腔外伤史,非正常盆腔解剖,或阴茎假体,超声、CT、MRI 可帮助评估耻骨弓,但不能完全相信它们能预测耻骨弓的干扰。

表 19-3b　TRUS 引导 PPB 的相对禁忌证

以下列举的项目是确定合适人选的重要条件,但标准本身不是阻碍治疗的必要条件。
不管怎样:如果选择了 PPB,它们应该被慎重考虑。已发表的文献证实,如果由经验丰富的治疗团队恰当地评估后,拥有此条件的患者可以行 PPB。

1. IPSS 评分高(>20 分)。
2. 既往有盆腔放射治疗病史。
3. 经尿道切除后前列腺有缺失。
4. 中叶突出。
5. 植入时腺体 >60cm^3。
6. 炎性肠病。

3. 疾病特异性特点,分期和危险分组　局限期前列腺癌患者拟行 PPB 需要考虑以下情况:病理活检确定的 Gleason 评分,治疗前血清 PSA,临床肿瘤分期。这些预后因素结合在一起确定了低危组、中危组和高危组。

ABS 推荐采用 NCCN 指南:

低危组:Gleason 评分≤6 分,PSA<10ng/ml,临床分期 T_1,T_{2a}。

中危组:Gleason 评分 =7 分,PSA>10ng/ml,<20ng/ml,临床分期 T_{2b},T_{2c}。

高危组:Gleason 评分 8~10 分,PSA>20ng/ml,临床分期 T_{3a}。

精囊腺受侵(SVI),临床肿瘤分期 T_{3b},被认为是高危患者。评价中危、高危组患者需要考虑精囊腺活检。

4. 单一治疗、联合治疗和治疗顺序

(1) 低危组患者:低危组前列腺癌适合 PPB 单独治疗,也称为单纯治疗。已发表的文献证实,选择最佳剂量参数可获得优秀的长期临床结果。ABS 推荐 PPB 联合 EBRT 没有必要,联合 ADT 也无必要，除非想使前列腺体积缩小，或某些因素提示可能存在疾病进展，如活检标本中癌细胞比例多，PSA 升高迅速。对于首选了 PPB 的低危组患者，如果没有达到最佳剂量，可以补充 EBRT 治疗（只要邻近正常组织受照剂量可以耐受）（表 19-4）。

表 19-4　对低、中、高危组 PPB 建议的治疗方案

危险分组（NCCN）	单独近距离治疗	联合 EBRT	联合内分泌治疗
低	是	不支持	不支持
中	选择性	选择性	选择性
高	否	是	支持

（2）中危组患者：存在 1 个或多个中危因素与不良病理特征相关，包括：潜在的前列腺包膜外侵（EPE），SVI，或隐匿性淋巴结转移。某些中危组患者具有低危组特征，如小体积肿瘤，只有 1 个不良病理特征，用单纯 PPB 治疗有效，不用补充 EBRT 或 ADT。正在进行的 RTOG 临床试验 0232 将中危组只有 1 个不良病理特征的患者随机分为单纯 PPB 治疗和 PPB 联合 EBRT 治疗两组。

单纯 PPB 治疗的适应证取决于许多因素，其中包括所要求的治疗边界。对已切除的前列腺组织标本的病理研究发现，临床诊断局限于器官内的前列腺癌，包膜外侵的半径通常 >5mm。如果病灶位于前列腺后外侧，则前列腺包膜外侵（EPE）发生风险更高。治疗边界需要扩大但是又不能增加邻近器官的剂量。Sengupta 等分析了低危组前列腺癌（T_{2a}，G_s6，PSA 10ng/ml）的不良病理特征风险以及发现许多中危组前列腺癌具有不良病理特征，如明显的 EPE、SVI、淋巴结受累。因此，推荐中危组前列腺癌病灶各方向外扩 5mm（除了直肠方向）形成 PTV 才能够包全多数有隐匿性 EPE 患者的病灶。进而照射剂量分布较处方剂量线多覆盖微小病灶几个毫米。

已经发表的最大 PPB 单纯治疗经验来自一项多研究中心对 2693 例前列腺癌患者的分析，其中 960 例中危组患者 8 年生化控制率 70%。但是，大多数的患者是 1999 年之前治疗的。有正式植入术后质量评估的患者不足 25%。术后剂量验证 ^{125}I 的 D90>130Gy，^{103}Pd 的 D90>115Gy 的患者 8 年无生化复发生存率 92%~93%。近期一项 144 例中危组患者采用 PPB 单纯治疗，12 年无特异生存率和无生化进展生存率分别为 100% 和 96%。

Frank 等调查了 18 位近距离放射治疗医生的操作模式，累计操作经验 >10 000 次。影响中危组患者选择单纯 PPB 治疗的因素包括：①危险分层的 3 个标准危险因素：临床肿瘤分期、PSA、Gleason 评分；②活检标本中阳性癌细胞百分比；③活检标本中存在周围神经受侵。这些因素的各种不同组合提示有超过半数的医生治疗中危组患者采用 PPB 单纯方式取决于危险因素的数目和类型。这些调查说明经验丰富的医生检查中危组患者仔细，明智而谨慎地采取单纯治疗手段。与这些观察一致的是，ABS 推荐由经验丰富的医生决定哪些中危组患者可采用单纯 PPB 治疗。

（3）高危患者：多中心随机前瞻性试验表明 ERBT 联合 ADT 可使高危组患者获益。高危组患者有潜在的 EPE 风险，因此，临床隐匿的癌细胞超出了 PPB 的治疗范围。的确，高危组前列腺癌单纯 PPB 治疗早期结果不如现在的治疗结果。因此，EBRT 联合 PPB 治疗是高危组患者的标准治疗。更多的来自单中心和多中心的回顾性研究表明，EBRT 联合 PPB 提量有利于前列腺癌局部控制率和无远转生存率。与 EBRT 联合 ADT 比较，能证实 ADT 提高高危组前列腺癌临床终点目标的数据不多。Merrick 报道与 ADT 相关的疾病特异生存率和总生存率无明显提高。但高危组患者的 10 年无生化进展有提高。Stone 报道的一项多中心研究，如果给予更高的生物有效剂量，可提高 Gleason 8~10 分患者的总生存率和无远转生存率。根据这些数据，可恰当地使用 ADT 联合 EBRT+PPB 治疗高危组患者，但仍需进一步研究。

（4）精囊腺受侵：已将精囊腺受侵纳入 PPB 综合治疗中，但是没有标准的技术方法，这是因为外放射治疗精囊腺可重复性问题和精囊腺植入的体积范围还不能明确。因为推荐高危组患者采用 PPB 联合 EBRT 治疗，所以精囊腺作为靶区的一部分，内、外两种放射治疗方法都要采用。邻近前列腺底部的精囊腺最常发生精囊腺受侵（SVI），PPB 插植高剂量体积应包括这部分。精囊腺的插植是可行的，精囊腺可以接受较高剂量，尽管剂量分布可以变化。不管怎样，都应进一步研究有隐匿灶患者的治疗方法，或者研究隐匿灶增加的风险。精囊腺受侵是必须治疗的。

5. 插植前治疗计划　ABS 推荐粒子植入前先行剂量预计划。插植前的治疗计划既可以作为预计划分步进行，也可以在手术室作为术中预计划当时执行，或者是术中动态计划。采用 TRUS 为标准影像模式制定治疗计划，根据情况，也可采用其他容积影像资料如 CT 或 MR 制定初始计划。治疗计划应该表明穿刺针的位置，它是按照模板植入；每针所用的粒子数目、粒子长度，采用前列腺轴位连续扫描图像。本指南中就是采用 TRUS 引导针的插植和制定植入前计划。对于经验丰富的专家来说，植入前计划采用 MR 图像是可以的，单独采用 CT 图像制定计划较 TRUS 可重复性差。推荐源的周边分布（通常是指周边修正或均匀修正），以便于限制接受 150% 剂量（V_{150}）或更高剂量的尿道体积。直肠接受处方剂量的体积（RV_{100}）要求 <1ml，但这取决于前列腺—直肠接触表面和体质指数。

6. 术中流程　粒子植入标准流程是在 TRUS 和模板引导下经会阴插入方法。如果采用预计划，患者的摆位，TRUS 探头角度应该尽可能与预计划保持一致。TRUS 应带有电子网格和会阴模板上的刻度一致，超声频率为 5~12MHz。前列腺近距离专用双频超声探头是必备的软件。X 线透视检查通常用于检测粒子的位置，作为 TRUS 的一种影像补充方法。在一些中心采用影像融合用于术中剂量计算，但并不认为这是 PPB 成功的必备条件。

有几个可接受的方法用于粒子植入，包括使用 Mick 枪，提前装载的针，这些针是根据预计划或装载位置或后装而进行商业装载。粒子可以松散装也可以成链装。每种类型技术的正反两方面均已有详述。松散装粒子与粒子迁移发生率高有相关性，但是只有 1 篇报道提到了不幸的结果与这种迁移有关。一项多中心随机前瞻性试验确定粒子链较松散发生肺迁移的概率少。尽管有些学者含蓄或鲜明地提出粒子链提高了剂量，但是其他学者发现粒子链在植入后几周内在前列腺内移动，这会影响剂量分布。不管怎样，最近一个回顾性研究表明,在植入后4周之内,尽管粒子链有15%的概率发生≥5mm的移动,但是对剂量的影响不大。对于这些临床实践中常用的几种粒子放置技术,ABS并不特别推荐某一种。衡量好坏的标准是植入的剂量。如果采用的技术可以重复,得到最佳剂量,得到的长期结果优秀,那么粒子植入的方式、类型不同并不重要。

7. 单纯和联合的推荐处方剂量　ABS支持AAPMTG 43工作报告,第137号剂量计算流程,其他出版的推荐处方剂量如表19-5所示,与以前的ABS一致,重要的是要认识到早期采用的^{125}I的处方剂量是160Gy,TG-43后处方剂量是144Gy。

8. 剂量选择　关于前列腺癌PPB剂量提升的前瞻性临床试验未见到,但大量的回顾性资料证实剂量提升的重要性。剂量选择的指南取决于既往数据和目前临床经验(表19-5)。

表19-5　PTV的处方剂量

^{125}I	
单纯	140~160Gy
联合	
EBRT	41.4~50.4Gy(1.8Gy/d[a])
PPB剂量	108~110Gy
^{103}pd	
单纯	110~125Gy
联合	
EBRT	41.4~50.4Gy(1.8Gy/d)
PPB剂量	90~100Gy

注:a:2Gy/d也可以接受

Stock等提出D90概念,受照前列腺90%体积的最小剂量,即等剂量线所覆盖的90%的前列腺。许多研究所确定这种度量标准和前列腺V100(在插植后CT上勾画的靶体积接受100%处方剂量的体积百分比)与临床相关。不管怎样,研究者要注意这些重要的剂量参数不是肿瘤终点的代替指标。

在临床实践中,许多近距离放射治疗专家给的实际剂量高于表19-5所给出的剂量来补偿水肿、粒子放置的不确定性以及其他因素。Merrick等检查了8个经验丰富的近距离治疗团队PPB插植前的剂量变化。D90的变化范围是处方剂量的112%~151%。根据出版的文献,插植后D90可接受的剂量范围是130~180Gy,D90<130Gy与治疗失败相关。只要正常组织不超量,D90剂量180~200Gy可以耐受不增加毒性反应。高危前列腺癌可以从D90>180Gy中获益。PPB本质在粒子植入方面的绝对精准,插植后的计划变化范围不仅可以接受还可以预测。D90<130Gy可能与失败增加相关,可能需要补偿EBRT或第2次补种粒子,最终在正常器官耐受情况下得到最佳的结果。这里讨论的D90是参考^{125}I的,^{103}pd也有效。

9. 粒子活度和总的活度　关于最佳粒子活度，粒子数目或总的活度，共识指南没有给出。RTOG 临床试验，粒子活度确定是：^{125}I 0.23~0.43mci/ 粒子，^{103}pd 1.0~2.0mci/ 粒子。正在进行的 CALBG 试验，PPB 粒子长度联合 EBRT 与 RTOG 试验相似，^{103}pd 0.8~1.0mci。有经验的专家推荐粒子活度的范围但也在变化。Aronowitz 分析了 3 个临床经验丰富的研究中心 PPB 插植活度的变化发现：大的前列腺总活度变化 25%，小的前列腺总活度变化 40%。最佳方程式描述了前列腺体积、粒子数目和 PPB 最活度。一个随机试验比较低活度的 ^{125}I 粒子(0.31mci)和高活度(0.6mci)，发现两组均有优秀的剂量。尽管关于典型的粒子活度的信息很有用，但是 ABS 不推荐特定的粒子活度或总活度，但是推荐剂量计划。整个活度变化是根据前列腺体积功能、形状、治疗边界，粒子放置前列腺包膜，插植技术。强调的是，术后剂量验证最重要的是评价插植质量和采用不同技术获得的术后剂量的安全性。

10. EBRT 和 PPB 的顺序　总的来说，EBRT 在 PPB 之前的 0~8 周完成，但是由于缺少依据，ABS 没有推荐 PPB 与 EBRT 之间的时间关系。关于 PPB 和 EBRT 的先后顺序和间隔时间都还没有研究结果。目前的临床实践和正在进行的临床试验支持先 EBRT 后 PPB，但是每种方法都有原则。如果先 PPB 后 EBRT，就会使组织同时受到两种治疗方式的照射，可能在理论上会增加正常组织的毒性，但也可以评估插植的剂量，必要时调整 EBRT 的剂量，避免增加正常组织毒性。

11. 核素的选择——^{125}I、^{103}pd 和 ^{131}Cs　ABS 不推荐使用特殊的放射性核素。已证实 ^{125}I 和 ^{103}pd 的长期结果非常优秀。2004 年，^{131}Cs 开始用于 PPB，参与一项多中心临床试验，它的半衰期为 9.7 天，^{125}I 的半衰期为 59.4 天，^{103}pd 的半衰期为 17 天，^{131}Cs 平均能量略高于 ^{125}I。关于这些核素的介绍详见表 19-6。

表 19-6　永久性前列腺近距离的放射性核素

放射性核素	半衰期(天)	平均能量(kev)	引入年代	典型单纯粒子(mci)	治疗长度(u)
^{125}I	59.4	28.4	1965	0.3~0.6	0.4~0.8
^{103}pd	17	20.7	1986	1.1~2.2	1.4~2.8
^{131}Cs	9.7	30.4	2004	2.5~3.9	1.6~2.5

^{198}Au 以前曾用于 PPB 治疗但有限制，因此不推荐常规使用。

12. 术前和术后注意的问题

(1) 膀胱镜的作用：PPB 治疗之前、之中或之后使用膀胱镜，但不是必须的。软性膀胱镜好于硬性膀胱镜，能够减少尿道创伤。PPB 治疗之前使用膀胱镜可评价尿道或膀胱的异常，如尿道狭窄。PPB 之后采用膀胱镜有助于清除血凝块或移位的粒子。如果膀胱冲洗颜色清亮、X 线片没有发现膀胱内有粒子，就可以不使用膀胱镜。

(2) 辐射防护：应该向患者解释辐射防护的重要性，最好提供纸面文字。尽管美国核管理委员会对粒子排放的辐射防护没有必需要求，但是通常告诫在半衰期内，粒子患者应避免接触儿童和孕妇。

这些指南偏保守且要求高于常规。Smather 等测量用于 PPB 治疗的 ^{125}I 或 ^{103}pd 的皮肤表面剂量率,表明患者不必担心放射性核素对公众的辐射风险。PPB 患者对家庭成员的辐射暴露也低于美国核管理委员会的最低要求。

类似的,性功能也可恢复,一开始射精可能不舒服。PPB 治疗后数月内射精量通常下降。尽管射精时带出粒子并不常见,但专家建议套避孕套。

术后抗感染药物,抗生素和 α- 阻断剂可预防性使用。Elashaisk 等已采用安慰剂双盲、随机研究证实,术后 5 周内预防性使用坦索罗辛可以提高泌尿系统并发症的控制率。尽管尿道麻醉、解痉药、镇痛药、会阴部冰袋、泻药等使用会有好处,但有关这些方面的证据不充分,不作为推荐或指南。急性尿潴留不常见,但可以采用间歇性或持续性排尿。如果这种情况持续多天,清洁间歇性自行导尿,耻骨上膀胱造口术应考虑。多数情况下,症状可经上述的临时方法解除。术后头 6 个月应避免采用经尿道切开术。但是如果尿潴留持续,应考虑前列腺的经尿道切开术或小的 TURP,采用这些方法也要认识到尿失禁的风险。

(廖安燕 王俊杰)

第三节 植入术后剂量评估

ABS 推荐以 CT 为基础的术后剂量评估要在插植后 60 天内完成。术后计划包括剂量—体积直方图,剂量—体积统计数据。在过去 10 年,CT 和其他影像上叠加 2D、3D 等剂量曲线,这种计划系统对于好的临床实践和质量保证是必要的。提供给近距离治疗团队详细的术后评价,目的是使植入技术有质量保证,使该技术可持续发展。对剂量严格评价、时时反馈是必要的。

众所周知,不同观察者之间和同一观察者的不同分次之间,在植入后 CT 上勾画前列腺靶区的变化很大,这会引起计算出的前列腺剂量不同。由于水肿程度的不同,插植和术后复查 CT 的时间间隔长短会造成术后剂量的不同。术后 CT 第 0 或第 1 天对患者更有用,允许尽早确定剂量的问题,但是由于水肿的存在,可能会低估剂量参数。减少水肿造成剂量误差的最佳复查 CT 时间因放射性核素而不同:^{103}pd 粒子是(16 ± 4)天,^{125}I 粒子是(30 ± 7)天。提高术后剂量可重复性的方法,MR-CT 影像融合技术受鼓励。

ABS 推荐以下术后剂量参数:

前列腺 D90(Gy 和百分数)

V100 和 V150(百分数)

尿道 UV_{150}(体积)

UV5,UV30(百分数)

直肠 RV100(体积)

已经报道了许多严格的器官剂量参数。ABS 鼓励采用统一方法来评价器官剂量。对于尿道剂量,UV5(尿道体积)接近尿道最大剂量,而 UV30 代表临床上尿道明显受照射的体积。尽管预计划的目标是 UV5<150%,UV30<125%,但不总是这样,特别是对较小的前列

腺(<20ml)。同样,针对直肠剂量,在术后第 1 天理想情况下 RV100<1ml,在术后第 30 天,RV100<1.3ml。这是由于前列腺周边水肿而使粒子更靠近直肠所造成的变化。对于影响术后勃起功能障碍的重要结构还没有达成一致,但是阴部内动脉、阴茎球,神经血管束还仍在研究中。

1. 随访　简单的术后随访包括直肠指诊,规律 PSA 检查。PPS 治疗之后,最佳监测频率还没有建立,但是每 6~12 个月的间隔认为是合适的。为了报道和比较不同放射治疗策略之间的结果,ABS 支持采用 Phoenix 定义,该定义认为当 PSA 超过治疗后最低值 2ng/ml 以上时为治疗失败。对于有高危因素的患者,更频繁的监测是合适的。常规超声引导下活检不要求。如果出现 PSA 升高,可行前列腺活检,PPB 治疗后的前 30 个月活检结果不能定性,可能出现的假阳性,实际上是良性 PSA 反弹升高。

采用烧灼治疗直肠出血,或活检评价直肠异常现象,都可能会引起 PPB 治疗后医源性的直肠尿道瘘。ABS 建议尽可能避免这样做。

2. 个体化　ACR 和 ABRO 最近出版关于 PPB 治疗指南,回顾流程中个人的质保和责任。作为有执照的密封源的使用者,放射治疗专家应重视工作流程、评价、治疗。类似,有资质的物理师也要重视 PPB 的计划和质量保证。此外,多学科团队应包括泌尿外科医师,有资质的剂量师,放射治疗师和其他辅助人员。

ABS 进一步推荐,任何执行 PPB 的机构都要遵守 ACR—ASRO 指南,并制定文件确保参加 PPB 的人员受到培训并有能力。所有初级员工要接受培训和取得资格。

(廖安燕　王俊杰)

第四节　讨　　论

这次更新的 ABS 指南目的是提高 PPB 操作安全性和有效性。更新的 ABS 是基于回顾开展的 PPB 临床试验,已出版的文献和以前出版的指南。这些指南已形成共识,已由 ABS 评价并批准。因为以前已有正式指南,PPB 治疗在以前的基础之上进一步扩展。应该重申本指南目的是帮助从业者更好的治疗患者,而不是刻板地执行流程或者只是按照要求建立法律标准。

临床实践进展和对 PPB 治疗的深入认识使得更新的指南与十几年前制定的指南不同。关于使用 PPB 的推荐要因危险组不同而不同。

低危组患者:适合 PPB 单纯治疗,不需要常规联合 EBRT 或 ADT,除非前列腺体积大小需要减小,或者有其他特殊情况。

中危组患者:可以是 PPB 单纯治疗的候选人(考虑风险因素的范围),但通常需要联合 EBRT 或 ADT。

高危组患者:推荐 PPB 联合 EBRT 和 ADT。除了目前这些方式,还需要做前瞻性对照临床试验。

既往有 TURP 病史的患者也是 PPB 的候选人,这取决于 TURP 缺损的大小。总之前列腺大小不是 PPB 的禁忌证。使用 ADT 后 PPB 操作更容易。

自从 1999 年出版 ABS 指南以来，前列腺近距离计划广泛应用，使得所有临床实践采用 CT 评估术后剂量。ABS 并不推荐一种插植技术优于另一种技术，但是坚持所有患者都要做术后剂量评估。虽然有关“学习曲线”的几项研究已发表，自从上次指南表明相对短的学习曲线是可能的，20~30 例后达到一个平台。ABS 支持由有经验的从业者监督，并做适当的培训以消除不合格的结果，使近距离治疗专家的培训和资格更加规范化。有关控制肿瘤和毒性方面的研究结果会产生许多参数来评估 PPB，然而更深一步的研究和这些参数的精确度仍在整理中。

（廖安燕　王俊杰）

第五节　结　　论

经TRUS引导PPB的临床指南就是临床医生完成这些流程的实践指南。过去的十几年，多中心回顾性临床实验已证明 PPB 是安全、有效的方法，被认为是治疗局限期前列腺癌的标准治疗手段。接受 PPB 的患者选择标准已经扩大，所有危险组的患者都可以接受 PPB 治疗，它既可以作为主要治疗手段，也可以联合其他治疗。

（廖安燕　王俊杰）

参考文献

1. Jemal A, Siegel R, Xu J, et al. Cancer statistics. CA Cancer J Clin, 2010, 60: 277-300.
2. NCCN Clinical Practice Guidelines in Oncology. Prostate Cancer V. 3. 2010. Available at: http://www. nccn. org/professionals/physician_gls/PDFlprostate. pdf. Accessed July 16. 2011.
3. Taira AV, Merrick GS, Butler WM, et al. Long-term outcome for clinically localized prostate cancer treated with permanent interstitial brachytherapy. Int J Radiat Oncol Biol Phys, 2011, 79: 1336-1342.
4. NCI. Prostate Cancer Treatment-treatment option overview. *National Cancer Institute Web site*. Available at: http://www. cancer. gov/cancertopics/pdq/treatment/prostate/Patient/page4.
5. Initial treatment of prostate cancer by stage. *American cancer Society Web site*. Available at: http://www. cancer. org/Cancer/PrOstate Cancer/DetailedGuide/prostate-cancer-treating-by-stage.
6. Crook JM, Gomez-Iturriaga A, Wallace K, et al. Comparison of health-related quality of life 5 years after SPIRIT: Surgical Prostatectomy Versus Interstitial Radiation Intervention Trial. J Clin Oncol, 2011, 29: 362-368.
7. Rosenthal SA, Bittner NHJ, Beyer DC, et al. American Society for Radiation Oncology (ASTRO) and American College of Radiology (ACR) Practice Guideline for the transperineal permanent brachytherapy of prostate cancer. Int J Radiat Oncol Biol Phys, 2011, 79: 335-341.
8. Usmani N, Chng N, Spadinger I, et al. Lack of significant intraprostatic migration of stranded iodine-125 sources in prostate brachytherapy implants. Brachytherapy, 2011, 10: 275-285.
9. Morris WJ, Halperin R, Spadinger I. Point: The relationship between postimplant dose metrics and biochemical

no evidenvce of disease following low dose rate prostate brachytherapy: Is there an elephant in the room? Brachytherapy, 2010, 9: 289-292.

10. Aronowitz JN, Michalski JM, Merrick GS, et al. Optimal equations for describing the relationship between prostate volume, number of sources, and total activity in permanent prostate brachytherapy. Am J Clin Oncol, 2010, 33: 164-167.

附录 1

转换国际标准（SI）单位

附表 1-1　由居里转换为贝克

μCi	kBq	μCi	MBq
mCi	MBq	mCi	GBq
Ci	GBq	Ci	TBq
0.1	3.7	30	1.11
0.2	7.4	40	1.48
0.25	9.25	50	1.85
0.3	11.1	60	2.22
0.4	14.8	70	2.59
0.5	18.5	80	2.96
1	37	90	3.33
2	74	100	3.70
2.5	92.5	125	4.62
3	111	150	5.55
4	148	200	7.4
5	185	250	9.25
6	222	300	11.1
7	259	400	14.8
8	296	500	18.5
9	333	600	22.2
10	370	700	25.9
12	444	750	27.75
15	555	800	29.6
20	740	900	33.3
25	925	1000	37.0

附表 1-2 由拉德转换为戈瑞

1 拉德 / 毫居 =0.27 毫戈瑞 /MBq
1 毫拉德(mrad)=10 微戈瑞(μGy)
1 拉德 =10 毫戈瑞(mGy)
1 拉德 =1 厘戈瑞(cGy)

附表 1-3 由雷姆转换为希沃特

1 毫雷姆(mrem)=10 微希沃特(μSv)
1 雷姆 =10 毫希沃特(mSv)
1 雷姆 =1 厘希沃特(cSv)

附录 2

放射性核素衰变计算

已知放射源的活度计算经过一定时间衰变后放射源活度

放射性原子核衰变掉一半所经过的时间称为间衰期 $T_{1/2}$，衰变定律为：

$$A=A_0e^{-\mu} \quad (1)$$

其中 A_0 为原来的放射性活度，即每秒钟内所放射出的粒子数，以居里（Ci）为单位时，1 居里为每秒钟衰变掉的原子核数为 3.7×10^{10}（3.7×10^{10}Bq），λ 为衰变常数，A 为经过 t 时间放射源衰变后的活度。上式中当 $A=A_0/2$ 时

$$t=T_{1/2}=\frac{\text{Ln}2}{\lambda}=\frac{0.693}{\lambda}$$

故：

$$A=A_0e^{-\mu}=A_0e^{-0.693t/T_{1/2}} \quad (2)$$

已知 A_0，求经过 t 时间后的 A。对 ^{125}I 核素，如 $T_{1/2}$=59.6 天，计算结果列表（附表 2-1）如下：

附表 2-1　计算结果

A	A_0	$^t/T_{1/2}$	$e^{-\mu}$	T（天）
0.9421mCi	1mCi	0.0839	0.9421	5
0.8890mCi	1mCi	0.1680	0.8890	10
0.8409mCi	1mCi	0.2517	0.8409	15
0.7925mCi	1mCi	0.3360	0.7925	20
0.7474mCi	1mCi	0.4195	0.7474	25
0.7030mCi	1mCi	0.5336	0.7030	30
0.6600mCi	1mCi	0.5872	0.6600	35
0.6300mCi	1mCi	0.6710	0.6300	40
0.5945mCi	1mCi	0.7550	0.5945	45
0.5610mCi	1mCi	0.8389	0.5610	50
0.5245mCi	1mCi	0.9228	0.5245	55
0.4960mCi	1mCi	1.0067	0.4960	60

设 1mCi 源经过 5 个半衰期(300 天)后在 1cm 处所受到的积分剂量为 $\sum D$=21.232Gy;水介质中不同活度 [125]I 6711 型源在 1cm 处,不同时间的积分剂量列表(附表 2-2)如下:

附表 2-2　不同时间积分剂量率

	不同时间的积分剂量率				
	$\sum D$ (Gy)	$\sum D$ (Gy)	$\sum D$ (Gy)	$\sum D$ (Gy)	$\sum D$ (Gy)
1.0	10.958	16.437	19.177	20.547	21.232
0.9	9.862	14.793	17.259	18.492	19.109
0.8	8.766	13.150	15.342	16.438	16.986
0.7	7.671	11.506	13.424	14.383	14.862
0.6	6.575	9.862	11.506	12.328	12.739
0.5	5.479	8.219	9.589	10.274	10.616
0.4	4.383	6.575	7.671	8.219	8.493
0.3	3.287	4.931	5.753	6.164	6.370
0.2	2.192	3.287	8.835	4.109	4.246
0.1	1.096	1.644	1.918	2.055	2.123

附录 3

放射肿瘤治疗协作组(RTOG)和欧洲癌症研究治疗中心(EORTC)的放射治疗毒性标准

使用离子型放射治疗,预期在取得对肿瘤细胞的杀伤效应的同时,能起到保护正常组织的作用。显然,从放射治疗的早期开始,放射对正常组织的效应就有明显的差别,虽然已有一些对正常组织晚期反应的早期评价,但是,晚期反应通常是不能由急性反应预测的;只有在近几年,对晚期损伤的缓慢性和进行性发展的严重性才有了全面的阐述。如今,人们对急性和晚期放射反应的病理生理机制有了更好的理解,但是,还需要对其他治疗方式与放射治疗的相互作用进行不断的监测,从而认识和减轻不适当的并发症。

Stone 的工作是认为不能预测晚期放射反应的一个经典的例子,它来自快中子照射,患者的急性反应为中度,可以耐受,但是晚期并发症如此显著,以至于人们在将近 300 年的时间内,对寻求使用快中子治疗失去兴趣。

晚期损伤分级标准的发展是由重新对快中子治疗感兴趣的物理师和放射肿瘤治疗协作组(RTOG)人员共同努力的结果。在 19 世纪 70 年代末期,中子/粒子委员会是 RTOG 的几个治疗委员会的成员之一,这个委员会认识到 Stone 的结果,在 Lawrence Davis 的领导下,与 RTOG 人员共同工作,以对由快中子放射治疗引起的可能的晚期反应建立标准和分级。来自欧洲癌症研究治疗组织(EORTC)的调查人员,由爱丁堡总医院的 William Duncan 领导,希望对参加联合研究者有一个共同的毒性标准。

RTOG 的 7929 号文件,是用重粒子治疗患者的国际注册登记,开始于 1980 年,在参加粒子研究的年度国际会议上,就尝试控制不同观察者之间对正常组织反应分级的偏差,以及探讨报道毒性的一致性,但无出版物记录这些努力。第一个使用晚期损伤分级标准来进行的前瞻性研究是 RTOG 8001 号文件,研究使用快中子治疗来源于唾液腺的恶性肿瘤。

虽然 RTOG 对从 1981 年进入所有研究的患者开始使用这些标准报告毒性反应(开始于 RTOG8115 号文件),但是该标准于 1988 年才成为文件发行的一部分,当时开始运用统计方法,提供根据时间调整的晚期反应的估计率,其合理性由 Cox 描述,与类似于估计局部控制和生存的方法一样,现在它已成为代表晚期反应累积可能性的标准。

作为晚期反应分级标准的补充,急性放射损伤分级标准于1985年出现,美国国立癌症研究所于1990年公布了标准的毒性反应标准,但未考虑晚期反应。作为乳腺癌保守治疗标准的一部分,RTOG/EORTC毒性标准的简写版本由Winchester和Cox在1992年出版。

现行的RTOG急性放射损伤分级标准如附表3-1所示,RTOG/EORTC晚期放射损伤分级标准如附表3-2所示。在两个表中,0指无放射反应,5指放射反应导致死亡,反应的严重性分1~4级。在多数RTOG出版物中,3、4、5级毒性反应合并在一起报道为"主要"毒性反应,"主要"或4、5级毒性的累积可能性表现为有明确时间间隔如1、2年等的危险估计。通常,这种可能性以图表示,来显现随时间不断增加的趋势。

附表3-1 RTOG急性放射损伤分级标准

器官组织	0	1级	2级	3级	4级
皮肤	无变化	滤泡样暗色红斑/脱发/干性脱皮/出汗减少	触痛性或鲜色红斑,片状湿性脱皮/中度水肿	皮肤皱褶以外部位的融合的湿性脱皮,凹陷性水肿	溃疡,出血,坏死
黏膜	无变化	充血/可有轻度疼痛,无需止痛药	片状黏膜炎,或有炎性血清血液分泌物,或有中度疼痛,需止痛药	融合的纤维性黏膜炎/可伴重度疼痛,需麻醉药	溃疡,出血,坏死
眼	无变化	轻度黏膜炎,有或无巩膜出血/泪液增多	轻度黏膜炎伴或不伴角膜炎,需激素和(或)抗生素治疗/干眼,需用人工泪液/虹膜炎,畏光	严重角膜炎伴角膜溃疡/视敏度或视野有客观性的减退/急性青光眼/全眼球炎	失明(同侧或对侧)
耳	无变化	轻度外耳炎伴红斑、瘙痒,继发干性脱皮,无需用药,听力图与疗前比无变化	中度外耳炎,需外用药物治疗/浆液性中耳炎/仅测试时出现听觉减退	重度外耳炎,伴溢液或湿性脱皮/有症状的听觉减退/耳鸣,与药物无关	耳聋
唾液腺	无变化	轻度口干/唾液稍稠/可有味觉的轻度变化如金属味/这些变化不会引起进食行为的改变,如进食时需水量增加	轻度到完全口干/唾液变稠变黏/味觉发生明显改变	-	急性唾液腺坏死
咽和食管	无变化	轻度吞咽困难或吞咽疼痛/需麻醉性止痛药/需进流食	持续声嘶但能发声/牵涉性耳痛,咽喉痛,片状纤维性渗出或轻度喉水肿,无需麻醉剂/咳嗽,需镇咳药	讲话声音低微,咽喉痛或牵涉性耳痛,需麻醉剂/融合的纤维性渗出,明显的喉水肿	明显的呼吸困难,喘鸣或咯血,气管切开或需要插管

续表

器官组织	0	1 级	2 级	3 级	4 级
上消化道	无变化	厌食伴体重比疗前下降≤5%/ 恶心，无需止吐药 / 腹部不适，无需抗副交感神经药或止痛药	厌食伴体重比疗前下降≤5%/ 恶心和（或）呕吐，需要止吐药 / 腹部不适，需止痛药	厌食伴体重比疗前下降≥5% 或需鼻胃管或肠胃外支持。恶心和（或）呕吐需插管或肠胃外支持 / 腹痛，用药后仍较重 / 呕血或黑粪 / 腹部膨胀，（平片示肠管扩张）	肠梗阻，亚急性或急性梗阻，胃肠道出血需输血 / 腹痛需置管减压或肠扭转
下消化道包括盆腔	无变化	大便次数增多或大便习惯改变，无需用药 / 直肠不适，无需止痛治疗	腹泻，需用抗副交感神经药（如止吐宁）/ 黏液分泌增多，无需卫生垫 / 直肠或腹部疼痛，需止痛药	腹泻，需肠胃外支持 / 重度黏液或血性分泌物增多，需卫生垫 / 腹部膨胀（平片示肠管扩张）	急性或亚急性肠梗阻，瘘或穿孔；胃肠道出血需输血；腹痛或里急后重，需置管减压，或肠扭转
肺	无变化	轻度干咳或劳累时呼吸困难	持续咳嗽需麻醉性止咳药 / 稍活动即呼吸困难，但休息时无呼吸困难	重度咳嗽，对麻醉性止咳药无效，或休息时呼吸困难 / 临床或影像有急性放射性肺炎的证据 / 间断吸氧或可能需类固醇治疗	严重呼吸功能不全 / 持续吸氧或辅助通气治疗
生殖泌尿道	无变化	排尿频率或夜尿为疗前的 2 倍 / 排尿困难、尿急，无需用药	排尿困难或夜尿少于每小时 1 次，排尿困难、尿急、膀胱痉挛，需局部用麻醉剂（如非那吡啶）	尿频伴尿急和夜尿，每小时 1 次或更频 / 排尿困难，盆腔痛或膀胱痉挛，需定时、频繁地给予麻醉剂 / 肉眼血尿伴或不伴血块	血尿需输血 / 急性膀胱梗阻，非继发于血块、溃疡或坏死
心脏	无变化	无症状但有客观的心电图变化证据；或心包异常，无其他心脏病的证据	有症状，伴心电图改变和影像学上充血性心力衰竭的表现，或心包疾病 / 无需特殊治疗	充血性心力衰竭，心绞痛，心包疾病，对治疗有效	充血性心力衰竭，心绞痛，心包疾病，心律失常，对非手术治疗无效
中枢神经系统	无变化	功能完全正常（如能工作），有轻微的神经体征，无需用药	出现神经体征，需家庭照顾可能需护士帮助 / 包括类固醇的用药 / 可能需抗癫痫的药物	有神经体征，需住院治疗	严重的神经损害，包括瘫痪、昏迷或癫痫发作，即使用药仍每周 >3 次 / 需住院治疗

续表

器官组织	0	1 级	2 级	3 级	4 级
血液学白细胞（×1000）	≥4.0	3.0~<4.0	2.0~<3.0	1.0~<2.0	<1.0
血小板（×1000）	>100	75~<50	50~<75	25~<50	<25 或自发性出血
中性粒细胞（×1000）	≥1.9	1.5~<1.9	1.0　~<1.5	0.5　~<1.0	<0.5 或有败血症
血红蛋白（GM%）	>11	11~9.5	<9.5~7.5	<7.5~5.0	–
血沉（%）	≥32	28~<32	<28	需输浓缩红细胞	–

附表 3-2　RTOG/EORTC 晚期放射损伤分级方案

器官组织	0	1 级	2 级	3 级	4 级	5 级
皮肤	无	轻度萎缩，色素沉着，些许脱发	片状萎缩，中度毛细血管扩张，完全脱发	明显萎缩，显著的毛细血管扩张	溃疡	直接死于放射晚期反应
皮下组织	无	轻度硬化（纤维化）和皮下脂肪减少	中度纤维化，但无症状；轻度野挛缩；<10% 线性减少	重度硬化和皮下组织减少；野挛缩 >10% 线性单位	坏死	
黏膜	无	轻度萎缩和干燥	中度萎缩和毛细血管扩张，无黏液	重度萎缩伴完全干燥，重度毛细血管扩张	溃疡	
唾液腺	无	轻度口干，对刺激有反应	中度口干，对刺激反应差	完全口干，对刺激无反应	纤维化	
脊髓	无	轻度 L'Hermitte 综合征	重度 L'Hermitte 综合征	在或低于治疗脊髓水平有客观的神经体征	同侧，对侧象限性瘫痪	
脑	无	轻度头痛，轻度嗜睡	中度头痛，中度嗜睡	重度头痛，严重中枢神经功能失调（行动能力部分丧失或运动障碍）	癫痫发作或瘫痪，昏迷	
眼	无	无症状的白内障，轻微角膜溃疡或角膜炎	有症状的白内障，中度角膜溃疡，轻微视网膜病或青光眼	严重角膜炎，严重视网膜病或视网膜剥脱	全眼球炎、失明	

续表

器官组织	0	1级	2级	3级	4级	5级
喉	无	声音嘶哑，轻度喉水肿	中度喉水肿，软骨炎	重度水肿，重度软骨炎	坏死	
肺	无	无症状或轻微症状（干咳）；轻微影像学表现	中度有症状的纤维化或肺炎（重度咳嗽）；低热，影像学片样改变	重度有症状的纤维化或肺炎；影像学致密性改变	严重呼吸功能不全/持续吸氧；辅助通气	
心脏	无	无症状或轻微症状；一过性T波倒置和ST改变；窦性心动过速 >110（静息时）	轻微劳累时心绞痛；轻度心包炎；心脏大小正常；持续不正常T波和ST改变，QRS低	严重心绞痛；心包积液；缩窄性心包炎；中度心力衰竭；心脏扩大；心电图正常	心包填塞/严重心力衰竭/重度缩窄性心包炎	
食管	无	轻度纤维化；轻度吞咽固体食物困难；无吞咽疼痛	不能正常进固体食物；进半固体食物；可能有扩张指征	严重纤维化，只能进流食；可有吞咽疼痛；需扩张	坏死/穿孔，瘘	
小肠/大肠	无	轻度腹泻，轻度痉挛，轻度直肠分泌物增多或出血	中度腹泻和肠绞痛，大便 >5次/日，多量直肠黏液或间断出血	梗阻或出血，需手术	坏死/穿孔，瘘	
肝	无	轻度无力；恶心，消化不良；轻度肝功能不正常	中度症状；肝功能检测有些不正常；血清白蛋白正常	肝功能不全；肝功能检测不正常；低白蛋白，水肿或腹水	坏死/肝昏迷或肝性脑病	
肾	无	一过性白蛋白尿；无高血压；轻度肾功能损害，尿素25~35mg%，肌酐1.5~2.0mg/%，肌酐清除率 >75%	持续中度蛋白尿（++）；中度高血压；无相关贫血；中度肾功能损害，尿素 >36~60mg%，肌酐清除率50%~74%	重度蛋白尿；重度高血压；持续贫血（<10g%）；重度肾功能衰竭，尿素 >60mg%，肌酐 >4.0mg%，肌酐清除率 <50%	恶性高血压，尿毒症昏迷，尿素 >100%	
膀胱	无	轻度上皮萎缩；轻度毛细血管扩张（镜下血尿）	中度尿频，广泛毛细血管扩张，间断性肉眼血尿	重度尿频和排尿困难，重度广泛毛细血管扩张（常伴瘀斑），频繁血尿，膀胱容量减少（<150ml）	坏死/膀胱挛缩（容量 <100ml），重度出血性膀胱炎	
骨	无	无症状，无生长停滞；骨密度降低	中度疼痛或触痛；生长停滞；不规则骨硬化	重度疼痛或触痛；骨生长完全停滞；致密骨硬化	坏死自发性骨折	

续表

器官组织	0	1级	2级	3级	4级	5级
关节	无	轻度关节强直，轻度运动受限	中度关节强直，间断性或中度关节疼痛，中度运动受限	重度关节强直，疼痛伴严重运动受限	坏死/完全固定	

晚期放射损伤标准与其他治疗方式的损伤标准有根本的不同，需要长期的观察来评价单纯放射治疗反应或与手术切除、细胞毒药物和激素联合治疗的反应。

正常组织放射晚期反应可随时间而增加，相信干预能减轻这些反应的危险性或严重性，对反应的严重性需要有早期的预示因素和更为量化的手段。

附录 4

放射性粒子治疗相关专业术语

1. 放射性粒子

粒子植入（seed implantation）：通过影像学技术（或术中）将放射性颗粒籽源植入到肿瘤靶区内或瘤床，通过放射性核素持续放射线达到对肿瘤细胞进行杀伤的目的。

永久粒子植入（permanent seed implantation）：将放射性颗粒籽源植入到肿瘤靶体积内，不再取出。

放射性粒子（radioactive seed）：用于肿瘤治疗的颗粒籽源，大小为 4.5mm × 0.8mm，外壳为钛合金包鞘，内有 ^{125}I 或 ^{103}Pd 放射性核素吸附的银棒。

^{125}I：用于肿瘤治疗的放射性籽源，半衰期 60.1 天，释放低能 2735KeV 的 γ 射线。

2. 近距离治疗

近距离治疗（brachytherapy）：近距离治疗是指腔内、管内、组织间、手术中和模治疗，与外照射比较，源与治疗靶区距离较近，故名近距离治疗。

低剂量率（low dose rate，LDR）：剂量率范围为 0.1~1Gy/h，主要用于组织间和腔内后装治疗。

高剂量率（high dose rate，HDR）：剂量率范围为 10~12Gy/min，主要用于放射生物学实验。

组织间近距离治疗（interstitial brachytherapy）：预先将空心针管或导管植入肿瘤靶区，再导入放射源对肿瘤靶区进行照射，包括短暂插植和永久植入两种。

3. 放射性核素活度单位

居里（Ci）：旧单位制描述放射性核素强度的单位。1Ci 的放射性活度每秒内有 3.7×10^{10} 次核蜕变。

毫居（mCi）：旧单位制描述放射性核素强度的单位。1Ci=1000mCi。

贝可勒尔（Bq）：标准单位制描述放射性核素强度的单位。1997 年国际辐射单位和测量委员会建议，放射性活度的单位采用国际制单位秒 $^{-1}$，专名为贝可勒尔，简称为贝可。1 贝可 =1 秒 $^{-1}$，1Ci=3.7×10^{10}Bq。

4. 粒子质量剂量单位

戈瑞（Gary，Gy）：吸收剂量单位，1Gy=100cGy。

平均外周剂量(mean peripheral dose):靶体积表面的平均剂量。

最小周缘剂量(minimum peripheral dose,mPD):覆盖肿瘤靶区 100% 的最大剂量。

匹配周缘剂量(matched peripheral dose,MPD):与前列腺尺寸具有相同平均尺寸的椭圆体积所接受的剂量。

处方剂量(prescribed dose,PD):处方剂量即匹配周缘剂量。

5. 肿瘤靶区的描述

靶区(target):临床肿瘤病变的范围。粒子治疗前列腺癌时超声确定靶体积是应包括影像学外周 5mm。

肿瘤靶体积(gross tumor volume,GTV):通过临床手段(包括 CT 和 MRI 检查)能够发现的可见的具有一定形状和大小的恶性病变范围。

临床靶体积(clinical target volume,CTV):临床或影像学检查发现的肿瘤加上亚临床病灶或可能侵及的范围。

计划靶体积(pianning target volume,PTV):外照射摆位时由于患者体位发生误差,增加摆位边界的范围为计划靶体积。

6. 治疗计划

实时计划(real time plan):根据术中采集的影像学资料进行靶区剂量计算,与粒子植入同时进行,指导粒子治疗。

术前计划(preplan):术前根据影像学资料制订的治疗计划,帮助预测使用粒子数目和靶区接受的剂量。

术后计划(postplan):术后根据影像学资料进行的计划评估,可用于评估粒子治疗质量和指导后续治疗。

7. 评估参数

靶体积比(target volume ratio,TVR):处方剂量所包括的体积与计划靶体积(PTV)或临床靶体积(CTV)之比。

D90 和 D100:覆盖 90% 和 100% 靶体积的剂量。

V200、V150、V100、V90、V80 和 V50:被 200%、150%、100%、90%、80% 和 50% 处方剂量覆盖靶体积的百分比。

剂量 - 体积直方图(dose-volume histogram,DVH):是评估计划设计方案的工具,根据 DVH 图可以直接评估高剂量区与靶区的适合度,根据适合度挑选较好的计划。

适形指数(conformation index,CI):PD 的靶体积与全部靶体积之比;植入粒子剂量的不均匀度 <PD 的 20% 提示植入质量较好。

危险器官(organs at risk,OAR):指肿瘤周围正常组织和器官,如大血管、气管、脊髓和心脏等。

8. 患者身体一般状况评分标准

卡氏评分标准(Karnofsky Performance Status,KPS):为百分制体力状况评分标准。

ECOG 评分标准(Eastern Cooperative Oncology Group Performance Status Scale):为五分制

体力状况评分标准。

9. 肿瘤治疗疗效评价

（1）近期疗效评价

完全缓解（complete response，CR）：所有可见病灶完全消失，超过 4 周。

部分缓解（partial response，PR）：肿块缩小 50% 以上，时间不少于 4 周。测量时采用双径测量或单径测量。

稳定（stable disease，SD）：肿瘤缩小不及 50% 或增大未超过 25%。

进展（progressive disease，PD）：一个或多个病灶增大 25% 以上或出现新病灶。

（2）远期疗效评价

肿瘤进展时间（time to progression，TTP）：从治疗到进展时间。

治疗失败时间（time to treatment failure，TTF）：从治疗到失败时间。

中位进展时间（median time to progression，MTP）：研究人群的进展时间中位数。

无病生存期（disease free survival，DFS）：完全缓解患者从开始治疗到开始复发或死亡时间。

局部控制率（local control，LC）：病变局部或区域无进展。

总生存期（overall survival，OS）：从开始治疗到死亡的时间或末次随诊时间。

中位生存时间（median survival time）：研究人群的生存时间中位数。